县级公立医院医疗服务效率评价

武东霞　王丽君　王　颖　鲁志鸿　著

山东大学出版社

本书由山东省研究生教育优质课程项目"中国特色社会主义理论与实践研究(SDYKC18035)"、山东中医药大学首批科研创新团队"马克思主义理论与中医药软实力科研创新团队(校字[2018]27号)"、山东省社科规划项目"中医药文化融入高校廉政文化建设路径研究"(19CDJJ06)资助。

前　言

我国政府一直致力于提高公立医院的医疗服务水平,改善医疗服务绩效,从而更好地体现以人为本的医疗服务宗旨和理念,维护居民健康。然而当前我国医疗卫生事业发展现状仍然不容乐观,如医疗卫生服务需求、供给以及对医疗卫生资源的利用等方面的问题仍待解决,这些问题也是卫生政策制定者及医疗服务管理者关注的重点。作为提供医疗服务的载体,公立医院的改革与发展是当前医疗卫生领域的热点话题,尤其是在医疗卫生服务体系中发挥基石作用的基层公立医院。而县级公立医院作为基层医疗机构中的龙头与纽带,其发展现状与发展前景更是引起了众多卫生政策制定者、学者以及医院管理者的广泛关注。

自 2009 年起开始实施的新医改就指出,要注重公平和效率并重的改革发展思路,优先保障基本医疗卫生服务的可及性,促进公平、公正,同时又要注重医疗卫生资源配置与使用的科学性与协调性,提高效率,降低成本,建立覆盖城乡居民的基本医疗卫生制度,其中公立医院改革成为新医改关注的重点。2011 年,国家下发多项文件,进一步推进公立医院改革,其中县级公立医院成为改革的重点。2012 年,国家开始推行县级公立医院改革试点工作。2014 年,县级公立医院综合改革正式在全国全面展开,国家力图通过建立科学补偿机制、完善药品供应保障制度、改革医保支付制度、深化人事分配制度改革等措施,加快县级公立医院改革步伐，巩固改革成效。

尽管卫生政策逐步完善，但我国的公立医院依然存在医疗卫生资源配置不合理、医疗资源利用不足、医院发展规模不合理等问题，严重影响医疗卫生服务生产效率，从而对居民的医疗卫生服务需求产生影响，不利于我国医疗卫生事业的发展。在新医改中，公立医院改革的主要目标是回归公益性，因此，医院在实现良好运营效果的同时如何实现公益性成为当前研究的重要课题。作为公立医院运行的重要原则，效率性既是医院维持生存的基础，也是满足群众健康需求的重要条件。因此，如何科学全面地评价医院的服务效率成为当前学者、卫生政策制定者及医院管理者关注的重点。

目前，我国的公立医院依然存在医疗卫生资源配置不合理、医疗资源利用不足、医院发展规模不合理等问题，严重影响医疗服务效率，从而对居民的医疗卫生服务需求产生影响，不利于我国医疗卫生事业的发展。本书基于效率理论对山东省县级公立医院的医疗服务效率进行系统全面的评价，并对影响医院效率的影响因素进行分析和探讨，为县级公立医院效率的提高以及医疗卫生政策的完善提供参考。

本书就公立医院效率评价的理论与评价方法进行全面系统地阐述，同时佐以实证研究的实例，进一步加强对效率评价方法利用的技术指导，以期为读者提供科学、可行、有效的医疗机构效率评价方法。

本书是作者集体讨论、研究的成果。在共同研讨的基础上，每人负责不同章节内容的写作工作。具体分工如下：王丽君负责第五章至第七章；王颖负责第九章至第十一章；鲁志鸿负责第四章、第八章、第十二章至第十五章。武东霞负责其余内容及统筹工作。

目 录

第一章 导 论

一、县级公立医院的发展背景

自中华人民共和国成立以来,我国在支持农村医疗卫生事业发展方面采取了诸多措施,不仅构建了农村三级医疗卫生服务体系,还建立了几乎覆盖农村的医疗卫生保障体系,在维护国民健康方面发挥了重大的作用,被世界卫生组织誉为发展中国家卫生服务系统的典范。然而自 20 世纪 80 年代以来,由于我国市场经济体制改革的持续进行,农村卫生领域也经历了翻天覆地的变化,农村合作医疗由于失去了先前集体经济体制的支撑以及医疗保障体系自身的管理问题而逐渐衰退,农村居民逐步丧失了医疗保障的覆盖,健康维护受到了挑战。随着医疗保障制度的变迁,医疗卫生服务机构为了谋求发展,开始采取以经济利益为导向的经营模式,过多地提供不必要的服务,过度强调药品收入与引进先进技术,供给效率低下,"看病难,看病贵"的问题日渐突出。为了加快发展医疗卫生事业,适应群众卫生服务需求,国家加快了在卫生领域的改革与发展步伐。

农村医疗卫生改革的核心问题之一是医疗保障制度改革。为了解决日益突出的"看病难,看病贵"问题,中共中央国务院办公厅在 2002 年转发卫生部等部门发布的《关于建立新型农村合作医疗制度的意见》通知,这意味着新型农村合作医疗制度(以下简称"新农合")的正式开展。随后新农合在 2003～2005 年开始试点工作,

2006年开始加大力度,2007年从试点阶段开始转为在全国范围内全面推进,到2010年,新型农村合作医疗制度基本覆盖农村居民。新农合对居民的医疗服务需求有重要的影响,并进一步影响医疗卫生服务供给的数量以及卫生资源的利用率。据统计,2003年以前,居民的年平均住院率仅为3%左右,而2013年已经增加到14.1%。此外,由于医疗保险可以通过购买服务功能和支付方式来影响供方的行为,因此新农合可以通过风险分担机制为医疗费用提供融资,进而减轻居民的医疗负担。但是医疗保险在规避风险的同时,如果对供给方的行为缺乏科学合理的控制,医疗保险会导致医疗价格上涨,反而不利于减轻医疗负担,因此在新农合具体实施过程中,支付方式改革也逐渐展开,这样不仅有利于规范医疗机构的服务行为,促进诊疗方式及服务模式的改善,还有利于控制医疗费用的不合理增长,从而提高参保人的收益水平。同时,支付方式的改革还能够带动医疗机构管理体制和内部运行机制的改革,是推行医疗机构综合改革的重要抓手。

在新农合取得重大进展的同时,新一轮的医药卫生体制改革方案也开始酝酿。2005年,国务院发展研究中心以及联合国开发计划署对中国历年改革进行总结和反思,认为中国的医疗卫生体制改革并没有帮助到最应得到帮助的群众,改革基本上是不成功的。这一结论让2005年成为新一轮医疗卫生体制改革(以下简称"新医改")的起点。新医改于2009年开始正式进入实施阶段,在开始的2009~2011年期间,重点抓好包括推进基本医疗保障制度建设、初步建立国家基本药物制度、健全基层医疗卫生服务体系、促进基本公共卫生服务逐步均等化以及公立医院改革等5项在内的改革。随后为了巩固扩大医改成果,持续深入推进医改,中共中央又陆续下发了多项改革工作安排。新医改是一个整体的系统工程,涉及医药卫生领域的各个方面。新医改的目标是建立覆盖城乡居民的基本医疗卫生制度,注重公平和效率并重的改革发展思路,优先保障基本医疗卫生服务的可及性,促进公平公正,同时又要注重医疗卫生资源配置与使用的科学性与协调性,提高效率,降低成本。新医改对基层医疗卫生体系政策的倾斜和改革的力度之大前所未有,在解决农村卫生发展方面出台了很多重要的政策措施,包括县乡村三级医疗卫生服务体系建设、新农合的进一步完善、政府对农村医疗卫生机构的投入进一步增加、县级公立医院改革等,旨在促进农村地区卫生事业的发展,改善农村居民的健康水平。

为了进一步改善县级公立医院的发展现状,在新医改的基础上,国家逐步开展县级公立医院改革。2011 年,中共中央在新医改的基础上制定《2011 年公立医院改革试点工作安排》,强调要开展重大体制机制综合改革试点,推进公立医院服务体系建设发展,再次指出要优先建设发展县级医院,逐步推进县级医院综合改革。2012 年,国务院连续下发《"十二五"期间深化医药卫生体制改革规划暨实施方案》及《深化医药卫生体制改革 2012 年主要工作安排》,指出要巩固扩大医改成果,持续深入推进医改,其中明确指出要以县级医院为重点。为了更明确县级公立医院改革思路,国务院办公厅同年下发《关于县级公立医院综合改革试点的意见》,指出要推进管理体制、补偿机制、人事分配、价格机制、医保支付机制、采购机制、监管机制等综合改革,建立起维护公益性、调动积极性、保障可持续的县级医院运行机制。2013 年,国务院办公厅下发《深化医药卫生体制改革 2013 年主要工作安排》,指出除加快健全全民医保体系及巩固完善基本药物制度之外,要进一步推进公立医院改革,强调县级公立医院改革重点是建立长效补偿机制。2014 年 3 月,国家卫生计生委、财政部、中央编办、发展改革委和人力资源社会保障部等 5 部门联合印发了《关于印发推进县级公立医院综合改革意见的通知》(国卫体改发〔2014〕12 号),贯彻落实中央关于全面深化改革的总体部署,提出改革管理体制、建立科学补偿机制、完善药品供应保障制度、改革医保支付制度、深化人事分配制度改革等意见,进一步推进医药卫生体制改革,指导各地加快县级公立医院改革步伐,巩固扩大改革成效。县级中医院是我国医疗服务机构的重要组成部分,是三级医疗卫生服务网络的龙头,应该发挥龙头的作用,提高基层的中医药服务能力,从而满足城乡居民的要求。中医药的基础在农村,广大农民群众需要中医药,县级中医院是农村中医药医疗、预防、保健中心,承担农村中医药预防保健、基本医疗等任务。县级中医院作为农村中医药服务网络的主干力量,关系着农村传统医药的兴衰成败,对整个中医药事业举足轻重,影响深远。

二、县级公立医院面临的问题

在农村医疗卫生服务体系中,县级公立医院居于龙头地位,在县域医疗卫生机构中实力最强、影响最大,是连接城乡医疗卫生服务体系的重要枢纽,决定了县域医疗卫生发展的最高水平。此外,作为政府向居民提供卫生服务的载体,县级公立医院在满足居民看病就医需求、应对自然灾害、维护居民身体健康等方面意义重大。据统计,截至2012年年底,全国1995个县(县级市)共设有县级医院10940家,占全国医院总数的47.22%,覆盖9亿多人口,服务着占全国总人口70%的县域居民。

随着新农合的实施和国家新医改中农村医疗卫生服务体系建设的启动,"保基本、强基层、建机制"等理念的深入,以及公立医院改革试点等工作的有序开展,作为农村基层卫生机构的领头羊,县级公立医院在筹资机制、管理机制等方面发生重大变化,其服务能力、经济运行等受到显著影响。县级公立医院的发展呈现出新的特点:一方面,随着医院业务量的普遍增加,医院的服务能力以及收支结构逐渐得到提高和改善;另一方面,伴随着医院的发展,县级公立医院所出现的问题也不容忽视,这也是众多卫生政策制定者、学者以及医院管理者的关注点。

当前,我国的县级公立医院发展主要面临以下问题:第一,县级公立医院的资源利用率低下,产出不足。作为公立医院运行的另外一个重要原则,效率性既是医院维持生存的基础,也是满足群众健康需求的重要条件。因此,作为县域的龙头,县级公立医院也需提高效率以完成其经济与社会的双重效益。国内学者对于县级公立医院的效率方面,包括资源配置效率及医疗服务效率等方面有所研究,霍海英和吴维民(2012)对广西县级医院效率进行分析发现只有53.85%的医院数据包络分析方法(Data Envelop-ment Analysis, DEA)有效,提出扩大落后地区医院规模等措施。李湘君及王中华通过对江苏省中医医院的效率进行分析指出,中医医院的效率需要进一步提高,特别是级别较低的中医医院,并进一步指出提高中医医师比例、降低中医院的门诊费用是提高中医医院效率的有效途径。徐雨晨等人通过实证研究证实重庆市县级公立医院尽管已经具备一定的规模和水平,但仍需通过进一步加强区域内的卫生服务质量,优化卫生资源配置,全面增强医院的生产效率水平。第二,医疗资源配置不公平,县级医院规模设置不合理,医院发展水平参差不齐。我国政府曾明确指出"总投入不足与浪费并存是制约我国卫生事业发展的主要问题",其中"浪费"表明我国的医疗卫生资源没有得到充分利用,配置效率低下。目前,山东省80%的卫生资源集中在城市,城乡卫生资源分布现状与城乡居民健康需求相矛盾,资源配置不合理。此外,由于医院规模不合理扩张等因素所造成的医疗资源的浪费,也不利于医疗卫生事业的发展。刘洋希指出,尽管成都市县级公立医院的规模与效率在新医改三年来都有了一定的改进,但仍存在规模不当等制约医院发展的重要问题。王丽君等人对山东省县级中医院的服务效率进行分析后指出,需要控制县级中医院规模,强化中医服务项目的财政补助,控制非中医特色医疗设备的配置。第三,县级公立医院服务需求增加,服务效率需要进一步提高。20世纪80年代后,农村合作医疗的瓦解、农民收入的提高使农村居民可以进行更多的就医选择,但是由于医疗保险的风险分摊作用日益弱化,农村居民对于医疗服务的利用水平下降,农村居民的两周就诊率从1993年的159.7‰下降到2003年的119.7‰,而农村居民1998年、2003年和2008年在县级公立医院就诊的比例分别为4.0%、10.7%、15.3%,县级公立医院需要提高其效率,以满足日益增长的居民健康需求。第四,政府投入不到位,县级公立医院经营困难,以药养医现象严重。有研究指出,政府投入与医院效率具有相关关系,然而随着医疗改革的逐步推进,医院所得到的政府财政投入呈逐年下降的趋势。政府补偿出现严重不足,这使得医院会忽略自身发展需要而盲目创收,导致资源闲置浪费,严重影响医院效率。

大量的实证研究显示,当前我国县级公立医院的效率依然存在重要的问题,包括医院医疗卫生资源的配置不合理、医院对于医疗资源的利用不足以及医院的发展规模不合理等,但其在农村卫生服务体系中的作用却仍然至关重要。随着农村医疗保险制度的日益完善,如何加强县级公立医院的自身经营与管理,提高服务生产效率,同时促进居民对于医疗服务的利用效率,提高服务的可及性是当前政策制定以及医院管理所面临的重要问题,也是现阶段需要解决的基础性问题,是具有极强现实意义的重要课题。

山东省县级公立医院是山东省县域内级别最高、医疗技术水平和条件最好的医疗服务机构,是县域内居民就医优先选择医院。那么,当前既有公益性又有生产性质的县级公立医院是否能充分合理地利用医疗资源来实现自身的职责和功能? 医院的医疗卫生服务生产现状与效率是否达到了政策的预期? 其发展是否与当前社会的发展相适应? 要解答以上问题,我们急需要对县级公立医院的基本运行现状和效率进行科学有效的评估和全面客观的评价。

(一)县级公立综合医院面临的问题

从目前的情况来看,虽然我国已经建立起了一套较为完整的县域医疗卫生服务体系,但是在建设过程中仍然存在着不少问题。这些问题导致县域医疗卫生服务网络运行不畅,而县级公立医院的医疗服务提供能力和服务质量与县域居民对医疗服务的需求之间的矛盾仍然存在。因此,要保障县域医疗卫生服务网络的顺畅运行,保证县域居民享有优质高效的医疗卫生服务,就必须解决两个问题。

1. 卫生资源配置问题

虽然国家正逐年加大对县域卫生服务体系建设的投入,以确保县域居民特别是农村居民的医疗卫生需求,但从总体上看,卫生资源配置不均衡的现象依然存在。而导致卫生资源配置不均衡的原因主要有以下几点:

(1)医疗资源的有限性。从经济学角度看,医疗卫生资源作为资源的一种同样具备有限性这一资源的共性之一,尤其是在社会主义经济转型期,适应"新常态",增加供给侧改革的国情要求下,如果要满足9亿多县域居民对医疗服务的需求,那么医疗服务资源的有限性问题便显得更加严峻。

(2)医疗资源布局的不合理性。医疗卫生资源因其有限性,存在医疗卫生服务布局不合理的情况。从纵向看,无论是总体的资源占有量,还是单项的资源配置,都呈现出"倒三角化"的趋势。优质医疗资源无法下沉,大型医院对优质资源存在巨大的虹吸作用。从横向看,在资源一定的情况下,为了实现资源的最大价值,大多数卫生资源会向经济实力更强的区域倾斜;与之类似,相对于位置偏远、不易到达的区域,医疗资源更加倾向于集中在人口密集、交通便利的区域。

(3)医疗资源总体不足与局部浪费并存。因为医疗资源布局的不合理,优质资源分布不均,资源的部分聚集从某种程度上导致少部分人享有大部分医疗卫生资源,从而形成局部资源富集化的局面,并滋生资源浪费现象。由于卫生资源配置尚待优化,导致县级公立医院在硬件设备、人力资源等方面同城市大型公立医院相比存在先天不足,从而无法在医疗服务的提供上满足县域居民的需求。

2. 医疗资源管理问题

现行管理制度无法适应县级公立医院医疗服务改革与发展的要求,导致县级公立医院运营成本过高,而效率低下。

(1)医院内部管理理念落后。生存和发展是市场经济环境下所有生产和服务组织所要面临的根本问题。只追求医院经济效益和业务量,以技术提供为核心的管理理念已经无法适应市场需求和政府导向的大环境。受到政策的引导和建设要求的影响,拥有充足优质资源的大型公立医院开始逐步从"求生存"转变为"谋发展"的管理模式,通过注入以注重服务能力提升、改善医疗服务质量、以患者为核心的管理理念,以期继续保持大型公立医院的竞争优势。而同大型公立医院的转变不同,县级公立医院在医疗服务竞争中长期受到大型公立医院虹吸效应的影响,虽然作为县域医疗服务体系的龙头机构,仍以"求生存"作为其管理理念基础。这也就导致了县级公立医院管理关注的焦点仍然是对资源的投入与配置,一味追求引进大规模、高精尖设备,企图通过使生产过程投入要素发生"量变"而向城市公立医院靠拢,而忽略了在当前局面下县域居民对于医疗服务质量的需求。

(2)外部监管不健全。新医改对加强县级公立医院的能力建设提出了"确保大病基本不出县"的明确要求,特别是 2016 年 4 月《县医院医疗服务能力基本标准》和《县医院医疗服务能力推荐标准》颁布后,进一步强调了对县级公立医院能力的建设,这些政策方针对县域居民患者起到了一定的分流作用。但是,由于在外部监管过程中缺乏配套而健全的激励机制和补偿机制,致使分级诊疗工作实施后对各级各类医疗机构的激励或补偿尚不明确。基于以上原因,处于自身发展阶段的各级各类医疗机构无法获得因实施分级诊疗工作所遭受损失的补偿,出于对经济效益的盲目追求,医疗机构之间的竞争趋于无序化。这不仅导致医疗体系作为一个整体的功能无法有效发挥,同时还破坏了医疗市场的秩序,更严重的是在竞争中所增加的各项投入最终会作为医疗服务成本的一部分转嫁至需要获得医疗服务的广大人民群众身上。

(3)大型公立医院与县级公立医院之间的分工合作存在问题。受市场经济的影响,医院同其他行业的企业一样关注自身的市场占有率和社会满意度。不同医疗机构之间的竞争激烈,而由于大型公立医院长期垄断着优质资源和庞大的患者群体,导致了城市公立医院和县级公立医院之间的相互关系过于独立,缺乏沟通与合作。如此一来,资源无法得到有效利用,一方面降低了居民就医的便捷性,另一方面降低了管理效率,无形中抬升了管理成本。

(二)县级公立中医院面临的问题

县级中医院的发展目前面临着非常严峻的问题,研究者们大多数都是从以下几个方面来进行研究。

1. 医院财政补助问题

作为非营利性医院,政府的财政支持不足,肯定会影响医院的发展。没有资金的投入,就无法购进先进的医疗设备,而没有先进的设备作支撑,专科专病建设也就是一句空话。各级政府应当根据本地经济和社会发展状况和人民对医疗保健的需求,逐年增加对中医院的投入,加大基础建设力度。

2. 人才梯队问题

中医院后备人才不足,人才梯队建设严重滞后。县级中医院面临着人才尤其是专业人才贫乏的突出问题是制约县级中医院最核心,最致命的瓶颈。部分中医技术人才存在科班出身少,正规学校培训人才少,导致能够胜任中医工作的人少。

3. 医院管理问题

很多中医院在经历很长时间的发展后,仍没有形成自身健全的规章制度体系,行政管理制度、人力资源管理制度、财务制度都存在一些问题,而现有的制度却执行不力,缺少对职工行为的有力约束。

4. 中医医疗服务效率低下问题

中医临床使用率持续下降,医疗服务的发展趋势是个体化服务,而当前的医疗基本以西医为主,即便是使用中医,各科室也习惯用药、统一处方,中医的个体化服务正走向形式。

国务院研究室与科技部等共同完成的《当代中医药发展与管理改革研究》一文开宗明义地写道:目前全国有 280 多所县级中医院,但没有一家是真正传统的中医院,几乎都是中西医结合医院。据统计,2001 年全国中医院的药品收入中,中药只占 40%,西药则占

60%。可以说，目前多数中医院已经不姓"中"了。目前相当大部分的县级中医院已面临着严峻形势，一些中医院已进入了恶性循环的轨道。

近年来的国家中医药管理局对全国中医医院医疗质量监测的结果也从另一个角度佐证了这一观点。有关报告显示，我国中医医院普遍存在"三低"现象，即中医治疗率低、危急重症就诊率低、中草药使用量低。尤其是住院病人中采用中医药治疗的更是少得可怜。具体来说，2004年在全国中医院住院的病人中，所使用的西药费用占整个住院费用的37.4%，中成药费用占6.57%，中草药仅占1.5%；中医院的中医治疗率在逐年下降，统计显示，2003年中医治疗病案仅占全部病案的18%，比2000年的28%下降了10%。与此相关的是，2004年中医院的危、急重症病人就诊率分别为3.56%和24.47%，均比上年下降10多个百分点。

在中医院发展的众多问题中，本书主要关注的是中医院中医疗服务效率的问题，主要是因为中医医疗服务效率对中医院的发展至关重要，中医医疗服务效率是县级中医院的核心竞争力。

三、研究医院效率的理由

作为医院运行的重要原则以及医院持续经营的基本前提，经济与发展性是医院管理者及卫生政策制定者关注的重点，如何使医院充分挖掘自身经营潜力，实现科学运营是其实现可持续发展的必然要求。

当前国内对于县级公立医院经济运营等方面的研究较多，多利用医院的相关此类数据对医院的收支结构、资产负债结构等进行描述性分析，涉及医院的筹资水平、集筹资来源构成等。有些研究指出，县级公立医院的收支基本平衡，略有盈余，但是药品收支盈余补偿医疗收支亏损的状况有待进一步完善，而更多研究指出，由于医院筹资模式的变化，如政府投入不足等，部分县级医疗机构偿债能力不足，债务负担较重，面临一定的经济运行风险。赵帅发现海南省县级医院收支总体水平增长迅速,但 2012 年增速下降,收支差额明显增加;2011 年财政补助收入比重明显增长,收入及支出构成结构总体保持相对稳定。

通过文献研究发现,当前我国县级公立医院的运行状况有所改善,但是随着医疗卫生体制的不断发展和完善,对于县级公立医院的发展也提出了新的要求。大量的研究表明,随着县级公立医院筹资机制等的变革,若国家及政府的投入不足,则医院的经营将面临重大的风险。那么,到底需要多少资源的投入才能满足医院的发展需求? 医院到底如何发展才能在维持其公益性的基础上实现自身发展? 这些都是医疗卫生政策制定者及医院管理者所关注的热点。

作为公立医院运行的另外一个重要原则,效率性既是医院维持生存的基础,也是满足群众健康需求的重要条件。因此,作为县域的龙头,县级公立医院也需要提高效率以完成其经济与社会的双重效益。国内学者对于县医院的效率方面,包括资源配置效率及医疗服务效率等方面有所研究。虽然有研究指出部分县级公立医院已经具备一定的发展规模和技术水平,但是仍然需要进一步优化资源配置。另有研究指出,要适当扩大县级医院的规模,特别是落后地区,提高其卫生服务要素配置的技术效率。而另有研究则指出,县医院的规模需要进一步的控制,包括医疗设备等。大量的实证研究显示,当前我国县级公立医院的效率依然存在问题,包括医院医疗卫生资源的配置不合理、医院对于医疗资源的利用不足以及医院的发展规模不合理等。目前的新医改也着力解决上述问题。

通过对文献的回顾,我们发现目前对县级公立医院效率的研究还有一些需要解决的问题。

(1)中西医并重是新医改的重要工作方针,而当前的实证研究多是对县级公立综合性医院评价,少数研究着眼于中医院,而对于两类型医院的比较研究相对不足。

(2)对县级公立医院的效率研究多为横断面的现状描述,缺乏在卫生政策变化基础上进行的医院效率纵向动态变化研究,特别是在新型农村合作医疗保险制度加速推广与完善以及新一轮医疗卫生体制改革的持续运行背景下,县级公立医院的效率变化评价不足。

(3)医疗卫生服务体系规划中指出,要充分考虑经济发展水平和医疗卫生资源现状,统筹不同区域医疗卫生资源的数量和布局,分类制定配置标准,而当前对于县级公立医院效率的研究多从整体水平上进行评价,对不同经济区域、不同床位规模的县医院效率水平的综合比较研究相对不足。

(4)医院效率涉及面较广,对于新医改政策背景下县级公立医院效率的影响因素有待进一步的挖掘,特别是需要对不同类型县级公立医院影响因素加以区分。

第二章 理论基础

为了充分了解国内外医疗服务效率研究的理论基础、研究方法以及研究发现，我们收集了 PubMed、Medline/Ovid、Proquest、Elsevier、JSTOR 等外文数据库，中国学术文献总库（CNKI）、中文科技期刊数据库、数字化期刊全文数据库（万方）、中国生物医学文献数据库等中文数据库以及相关的书籍和网站的文献和数据资料。

资料的搜索和收集主要包括 4 个方面的内容：首先从经济学的角度出发，充分了解效率研究的理论基础；然后在理论研究的基础上重点研究医院效率的评价方法，并进一步了解国内外现有的医院效率评价研究进展与不足；最后对影响医院效率的相关因素进行归纳和总结，在对现有研究进行分析的基础上，提出本书中的效率影响因素指标体系。

一、相关概念的界定

（一）医疗服务

服务是发生在特定经济发展阶段的无形性的活动，是不同的经济主体之间通过使用权的让渡获得运动形态的使用价值，并使服务的供需双方通过互动关系得到各自利益的满足，供需双方不同的组合将会产生不一致的反应和产出。

在经济学中，自现代服务经济学概念诞生以来，服务就是一个极具争议性的范畴。最早把"服务"作为一个特定概念引入经济理论的是英国古典政治经济学家威廉·配第（1623～1687）。他认为在商品交换初期，服务依附于产品的生产和销售活动中，随着社会生产力的发展，生产日益社会化，服务才能够成为一种专门和独立的经济部门而存在。

费雪和克拉克分别于1939年和1940年在经济增长模型中提出了"第三产业"的概念，并认为不属于农业和工业制造部门的产出，都是服务部门的产出。Bessom(1973)认为，对于消费者而言，服务是能够向他们提供任何利益或满足的活动。而对于这些活动，他们认为没有能力自我提供或不愿意自我提供。Blois(1974)认为，服务就是一种用于销售的活动，这种活动可以为顾客带来利益或满足，但它不会引起"商品"的物质形态的变化；Sranton(1974)认为，服务是能够给消费者或工业用户带来满足的一些可感知但是无形的活动。Gronroos(2000)认为服务是由一系列或多或少具有无形性的活动所构成的一种过程，这种过程是在顾客与雇员、有形资源的互动关系中进行的。

目前，国内外还没有形成一个普遍接受的权威观点，对医疗服务概念进行统一地界定。根据《中华人民共和国营业税暂行条例实施细则》第二十六条的规定：医疗服务包括对患者进行诊断、治疗、防疫、接生、计划生育方面的服务，以及与之相关的提供药品、医疗用具、病房住宿和伙食等的业务。财政部、税务总局下发的《关于医疗卫生机构有关部门税收政策的通知》中指出：医疗服务是指医疗机构对患者进行检查、诊断、治疗、康复和提供预防保健、接生、计划生育等方面的服务，以及与这些服务有关的提供药品、医用材料器具、救护车、病房住宿和伙食的业务。

对于医疗服务的概念，目前尚缺乏一个权威的概念。但不同部门及机构出于其自身的出发点和利益的考虑，分别对医疗服务进行了定义。总体来说，医疗服务的范围较广，不仅包括诊断治疗活动，还包括预防康复等健康保健与维护。

所以，医疗服务是指医生提供给患者的、与疾病有关的诊断、检查化验、治疗、注射、手术、护理、药剂等服务。

医疗服务并不是纯公共品，从严格意义上讲，医疗服务是一种优效品（Merit Good），即政府提供的私人品，因此，医疗服务既不能完全由政府来提供，也不能完全推向市场。鉴于医疗服务具有明显的非公摊性以及排他性，中国科学院医疗体制改革课题组将医疗卫生服务（除了公共卫生服务之外）定义为具有公益性的特殊私人品。

医疗服务属于服务业中的一个领域，具有无形性、同步性、异质性、易逝性和顾客参与性等一般服务业的特征，但还具有一般服务业所不具备的特殊属性，其中最明显的是医疗服务交易双方的信息不对称性。诺贝尔奖获得者 Kenneth 曾经指出，医患双方的信息不对称使医疗服务的购买具有风险性和不确定性。这是因为信息不对称会造成医疗服务交易双方利益失衡，而医疗服务提供者在医疗服务市场中具有绝对的信息优势。另一位诺贝尔经济学奖获得者阿克洛夫也指出，由于医疗市场中交易双方的信息处于高度不对称状态，使医疗服务市场中出现道德风险及逆向选择，破坏了正常的医疗服务市场秩序，大大降低了医疗服务的市场效率。

鉴于县级公立医院的功能特点及研究目的，本书将医疗服务定性为具有公益性的特殊私人品，且着重研究医院等医疗机构中进行的医疗服务活动，具体包括门诊医疗服务与住院医疗服务。

中医医疗服务指医生提供给患者的、与疾病有关的中医方面的诊断、检查、质量、注射、手术、护理、药剂等服务。

（二）生产效率

不同经济研究领域中关于"效率"的定义不同，但目前在国际上，公认的效率是指将有限的资源利用各种策略来实现系统产出的最大化，具体包括三层含义：首先是不浪费资源，其次是通过最小成本进行生产，再次是产出的类型及数量符合人们的需要，总结来说就是技术效率、生产率和配置效率。国内有学者指出，在市场经济条件下，只有能转化为社会价值的那部分产品才是有效的，因此，生产者所生产的产品需要转化为社会产品以实现其社会价值。这说明生产效率是反映生产者投入与其产出关系的，其指标应当用投入与产出的比值来表示,例如资金生产率、劳动生产率等。另外还有学者指出,不同的生产要素投入对应不同的产出,生产效率是用来衡量一个生产单元在等量要素投入条件下,其实际产出与最大产出的距离,认为生产效率与生产可能性边界是有关系的。经济学家Farrell认为,对于某个生产单元而言,生产效率不仅仅包括技术效率,还包括配置效率,这两个效率的乘积就是这个生产单元的经济效率。

通过上述分析不难发现,当前对于生产效率的理解是在一个封闭系统的条件下,生产产品所需投入与其产出的数量之间的比值以及对于生产要素的利用程度,但没有考虑到封闭系统外部其他因素(如政策的干预等)对生产效率的影响。因此,在评价其生产效率时缺乏全面的考量。且随着时间变量的变化,生产效率的变动趋势如何? 到底哪些因素决定了生产效率的变动趋势? 都值得进一步深入探讨。

(三)医疗服务生产效率

通过对医疗服务相关概念以及生产效率的了解,可以发现由于医疗服务的不可存储、同步性及生产过程的实时性等特殊属性,利用传统的生产效率概念不能准确全面地描述医疗服务机构的生产效率。这就要求我们在对医疗服务生产效率进行评价时,只利用所获得的产出来衡量其生产效率是不全面的,医疗卫生资源的利用程度也应成为评价医疗服务生产效率的重要指标之一。舍曼·富兰德等人曾指出,医疗服务技术效率是指医疗服务生产者在给定投入的条件下实现产出的最大化或在给定产出的情况下实现投入成本的最小化。而配置效率则要求生产者选择合适的投入要素组合来对投入及产出进行有效配置,若决策失误,则配置无效。Sengupta则认为,医疗技术效率是指医疗机构在定量资金支持下,采用最合理管理方式以及最佳的生产要素组合生产出符合患者需要的最大数量的卫生服务。而配置效率是指为了最大限度地满足居民卫生服务需求,对医疗卫生资源在不同地区或服务项目之间进行配置的基本情况。在国内,卞鹰等人认为,卫生服务的效率有其自身的特殊特点,这使得卫生服务不仅仅追求技术效率,而更注重配置效率。

本书对县级公立医院的医疗服务生产效率进行全面的剖析,从其技术效率、纯技术效率、规模效率、全要素生产率及其分析项的变动情况及变动趋势等角度进行分析。

二、效率理论

(一)古典经济理论对效率的分析

亚当·斯密早在 18 世纪就开创了古典经济学,提出经济学的使命是研究经济效率问题。他揭示了在市场经济条件下,社会发展的动力机制即为利润最大化与消费最优化,也就是说生产者通过争取最大价值来追求个人收益的最大化,从而促进社会福利的最大化。亚当·斯密进一步在《国富论》中提出,最有效率的制度安排是以自利行为为核心的市场机制。他阐述了经济学的主题就是效率,主要表现在两个方面:第一是劳动生产率的提高,第二是市场经济制度最有效率。古典经济学以自由竞争思想作为效率的理论核心,认为在该思想指导下的价格机制是实现资源配置效率的根源,要求政府不要干预经济,自由竞争体系会自动实现宏观经济效率。

(二)新古典经济理论对效率的分析

19 世纪末、20 世纪初,新古典经济学在继承自由竞争实现社会资源最优配置的观念基础上,进一步抛弃了生产过程中的效率思想,认为配置效率等同于经济效率,效率是配置效率的简称。由于分析方法不同,新古典经济学对配置效率的研究分为两派。一派是以英国的威廉·斯坦利·杰文斯(《政治经济学理论》)、马歇尔(《经济学原理》)及奥地利的卡尔·门格尔(《国民经济学原理》)等为代表提出的基于供求局部平衡分析方法的配置效率理论,认为在经济活动的特定领域中,连续使用具有多种用途的某种资源时,其配置效率是趋于递减的,而根据局部平衡原理和最优配置原则来对资源进行配置,会将资源从利少的用途转移到利多的用途上,从而促进效率的提升。另一派是建立在以瓦尔拉斯为代表的总体均衡分析基础上的帕累托效率思想。该派别指出对于某种资源的配置,若不存在使得该经济中的至少有一个个体的情况比初始时更好或所有个体至少和他们初始时情况一样好的其他生产上的可行配置,那么这个资源配置就是最优效率的,也就是帕累托最优,可以实现社会福利最大化。

(三)旧福利经济学对效率的分析

当社会进入垄断资本主义阶段后,公平与效率的矛盾开始日益突出,庇古作为旧福利经济学的创始人在 1920 年出版了《福利经济学》,对马歇尔经济学说做了进一步发挥,并从收入分配和资源配置两个方面对效率进行了进一步的阐述。他依据边际效用递减原则,用边际私人纯产值与边际社会纯产值之间的关系来说明社会资源最优配置的标准,若两产值相等,则说明社会资源配置达到最优状态。但在实际中由于种种原因,两者往往不相等,因此,庇古主张政府可以对资源配置进行干预,可以通过累进税等收入再分配手段使社会经济福利得到增进和改善。

(四)新福利经济学对效率的分析

西方经济学者在 20 世纪 30 年代创建了新福利经济学,其核心思想是帕累托最优理论。帕累托最优理论可以对资源配置是否达到最优状态以及社会福利是否最大化进行判别。著名经济学家萨缪尔森指出,当"经济处于不减少一种产品生产就不能增加另一种产品生产时,该经济的运行便是有效率的",也就是说,效率即尽可能有效运用经济资源以满足人们的需要或不存在浪费。按照萨缪尔森检验标准理论,当一种经济的每种产品组合与另一种经济的产品组合进行比较时,前者不对任何人不利或至少能使一个人有利时,前种经济为有效率,而后者为无效率,因此,萨缪尔森检验标准理论实际上是对帕累托理论的进一步精密化。

(五)西方经济理论对效率的分析

随着效率相关理论的不断发展,西方经济学者对于效率的概念也有逐渐深入的认识,从最开始的从产出的角度,发展到从投入、产出的角度,对于效率的认知也不再仅仅从技术或配置的角度,而是将两者有效结合,并进一步分析动态效率变化过程,但是他们对于效率的理解本质上是相同的,即如何最大限度地利用投入实现产出。

通过对经济学发展历史进行梳理发现,效率始终是最重要的概念之一。对于"效率"可以采用不同的方式定义,例如经济效率、技术效率、配置效率等。在医疗卫生领域,公立医院虽然具有一定的福利性,存在着信息不对称等属性,但这并不表明医疗行业就可以规避一般经济规律,仍需在其指导下运行。

县级公立医院是政府实行一定福利政策的社会公益事业,但由于政府财政补偿能力不足,还需靠经济收入等来维持医院的正常医疗活动。从经济学的角度讲,医院追求的终极目标依然是产值,不过此产值包括经济效益及社会效益等,这使得我们研究县级公立医院效率具备了理论上的条件。

三、收敛性理论

山东省在医改方案中指出,我省人口多,城乡、区域发展不平衡,而发展医疗卫生事业,提高全省人民的健康素质,有利于将我省较大的人口压力转化为人力资源优势,为经济平稳较快发展提供强有力的人力保障,但是目前全省医药卫生事业发展水平与居民的健康需求以及经济社会协调发展的要求之间仍存在矛盾,区域差距较大。因此,如何缩小区域水平差异,不仅仅是医药卫生事业发展的要求,更是全省经济等各方面发展的要求。医院在医疗卫生资源配置及医药费用等领域占据着重要的地位,对于医院投入与产出的评价与分析显得尤为重要。而发现医院生产效率水平的区域差异及差异的变动方向,则可以为区域卫生事业的均衡发展提供科学依据。

以索洛和斯旺为代表的新古典增长理论认为,尽管在短时间内由于资本劳动比的不同而呈现出人均产出的不同,但具有相似技术和偏好的经济体最终会呈现相同的稳态,初步形成收敛假说。其中,绝对收敛假说是在资本边际产出递减的生产函数假设条件下,不考虑其他变量,长期内各地区具有相同的增长路径和稳态,地区间经济增长呈区域收敛状态,即欠发达经济体会有较高的经济增长率。条件收敛假说则认为,不同的经济体可以有不同的增长路径和稳态,各经济体之间存在异质性,地区经济收敛的速度还取决于反映经济体结构性等差异的关键变量,通过控制这些关键变量,不同经济体仍然收敛于同一个稳态。

也就是说,不同收敛的政策含义不同。绝对收敛表示不同经济体之间的收入差异会逐渐缩小,政策的制定者需对收敛速度缓慢问题进行研究;而条件收敛则与区域结构性因素的差别有关,政策制定者需考虑如何采取有针对性的措施加快落后地区的经济增长。Islam 指出,收敛即是低效率经济体向高效率经济体的追赶过程。一般来说,收敛有 3 种类型:绝对 β 收敛、条件 β 收敛和 σ 收敛。其中,绝对 β 收敛是指不同区域的经济增长速度和水平最终都会趋于同一个稳态,而收敛的过程则反映落后地区对发达地区的追赶,即各区域的发展水平最终会相同;条件 β 收敛则将各区域具有的不同特征和条件考虑在内后对 β 系数进行估计,其含义是各区域的经济增长将趋于各自的稳态,但各区域的发展始终存在差距;σ 收敛则是指各区域劳动生产率差距会随着时间的推移而缩小,即若劳动生产率水平随时间推移逐渐减少,那么就是 σ 收敛。

医院作为经济实体,其持续经营的两个基本前提是生存与发展。经济性与发展性是医院管理者及卫生政策制定者关注的重点,医院的经济性为医院效率的经济学分析提供理论基础。医院作为独立的经济实体,其产值是资本与技术双重作用的结果,当前研究者不仅关注医院资本投入,也开始侧重于研究医院的技术追赶过程。当前,全要素生产率(TFP)是技术水平的最好度量维度,因此对 TFP 的研究就产生了 TFP 收敛的概念。孟庆跃等指出,要完全消除区域间卫生服务发展的不平衡、消除不公平是不可能的，对于不同区域间的医院全要素生产率来说也是如此，但是通过对不同区域间医院全要素生产率的收敛情况进行分析，可以为卫生政策制定者及医院管理者在考虑卫生资源、经济发展等因素限制的情况下，如何实现资源的合理配置及医院的均衡发展提供依据。结合收敛性理论的相关分析，我们可以认为，山东省内不同经济区域内县级公立医院的全要素生产率有变动成收敛趋势，即区域间的差距逐渐缩小。

四、组织变革理论

医院组织也处于多重开放和复杂的环境中，若想在这种环境下进一步的生存和发展，就必须寻找一种相对均衡而对医院组织进行变革强有力的手段。医院效率研究理论上是对医院的投入—产出进行分析。效率作为医院重要的绩效目标之一，是医院组织为实现长远发展而进行变革的重要方面。也就是说，医院组织要想生存并持续发展，保持效率的高水平及稳定性是重要的方面。这样就要求医院组织必须依据其内外环境的变化，对自身的结构和功能进行及时调整并完善，来实现医院动态相对平衡与统一。

组织变革的目的是通过运用行为科学和相关管理方法进行有目的的革新，以最大可能地提高组织效能。Morgan 指出，透过变革的过程可以使组织更加有效率的运行，达到均衡的增长。韦伯也指出，组织变革是通过改进组织的政策结构或改变人们的态度、行为，以增进组织绩效。Michael 认为，组织变革是指当组织经营行为与环境变化发生冲突时，组织为适应环境变化而作出的调整过程。Goodstein 与 Burke 则从生态学的角度提出组织变革更多的是因为外部环境压力。Nadler 和 Shaw 认为组织变革主要是由组织外部的不确定性引起的。P. Robbins 也指出组织变革的主要因素是现代环境快速变动。Szilagyi 认为组织变革的动力可以分为内、外两种力量。Steers 也认为组织内部和外部环境中均具有促使组织变革的因素。而Kanter Stein和Todd则认为组织变革的因素主要分为 3 类，分别是组织内部、组织成长的需求以及组织外部环境的变化。通过对上述学者的理论观点进行总结可以发现，组织内外部环境的变化，及其资源的不断整合与变动，为组织带来了机遇与挑战，组织变革成为组织关注的重点。

第三章　效率测量方法综述及
在医疗卫生领域的应用

一、效率测量方法

就目前的研究现状来看,效率测量的方法可以分为非前沿方法和前沿方法。非前沿方法主要包括比率分析法、非参数统计分析、线性规划技术及分组比较法等方法。其中比率分析法是最常见的非前沿方法,该方法计算简单、直观,适用范围较广,所得结果既可以进行不同年度和不同地区间的比较,也可以与全国和其他地区的同类资料进行对比,但该方法的分析指标仅限于一个投入与一个产出之比,属于单指标方法,不适用于多投入—多产出的决策单元评价,因此,必须与其他方法相结合才能科学地评价效率。

经济学家 Farrell 自从 1957 年提出技术效率以来,开创了基于生产前沿的技术效率测量的新局面。目前,按照不同的研究方法,生产前沿研究成果可分为两大类:参数方法和非参数方法。本书对这两种方法进行详细综述。

(一)参数方法

参数方法首先要根据需要构建一个生产函数,然后通过适当的方法估计位于生产前沿面上的函数参数,进一步完成描述生产前沿面生产函数的构造。根据测度的无效率项以及随机误差项分布函数的不同假设,参数方法又可以分为自由分布方法(DFA)、厚前沿方法(TFA)和随机前沿方法(SFA),其中应用最广泛的是随机前沿方法。本书对应用最广的随机前沿方法进行详细阐述。

1. 随机前沿方法（Stochastic Frontier Approach，SFA）的基本原理

随机前沿方法也称为"计量经济前沿法"。该方法先估计一个生产函数，然后利用前沿模型将偏离前沿值的偏差分成两部分，分别是低效率产生的偏差和统计干扰项，且两者的分离可以保证被估计效率有效且一致，同时也考虑了随机误差项对个体效率的影响。根据观察数据来源的不同，随机前沿方法可以分为截面数据的随机前沿分析、面板数据或数组数据的随机前沿分析，前者是利用发生在同一时间界面上的调查数据，而后者则是利用同一横截面单位在不同时期的调查数据。

SFA 最早是由 Aigner、Lovell 和 Meeusen、Vanden Broeck 于 1977 年提出的，后来由 Battese 和 Coelli 分别于 1992 年和 1995 年对随机前沿函数理论进行了改进。根据 S. C. Kumbhakar 和 C. A. K. Lovell 的总结，目前学术界一致认为 Meeusen 与 Broeck、Aigner，Lovell 与 Schmidt 以及 Battese 与 Corra 这三篇论文开创了随机前沿分析技术的先河。截至目前，随着研究方法的日渐成熟，利用 SFA 进行的实证研究也越来越多。

2. SFA 在国外医疗服务效率评价中的应用

自从 20 世纪 80 年代末以来，SFA 在国外医院的费用控制效率评价、卫生改革及医院效率评价等领域得到了广泛应用。McGuire 在对 28 所非教学医院的产出和行为进行了假设性的限定基础上，对医院的配置效率进行了量化。Zuckerman 利用 SFA 对医院效率的测量过程进行了进一步的完善，结果表明从前沿面的偏离不可能总是医院行为的结果，病情加重及其他突发事件都会导致成本的上升，不能简单认为是由医院效率低下造成的。Linna 利用 2 个 SFA 模型来考察数组数据模型在医院效率评价中的优势，同时探究旨在增加竞争的医院制度改革与芬兰医院效率变化的关系，发现 SFA 中的数组模型更适合应用于医院评价，但并未发现国家卫生改革对医

院的效率有何显著作用。Chirikos利用随机前沿成本函数对佛罗里达州的186家医院1982～1993年的生产效率进行了测算,发现该州15%的医院无效率。Rosko在SFA的基础上,采用病例组合指数对宾夕法尼亚州195所医院的生产效率进行了调整,结果发现在对指数进行调整后,医院的低效得分从18%下降到了7.5%。Bryce及Engberg等人在利用SFA对医院生产效率进行分析时发现,虽然不同模型的效率值受分布的影响而不同,但值的排位基本是一致的,因此无论用哪种模型对医院的效率高低进行评价,结论是一致的。Michael利用SFA的成本函数分析了美国616家医院的低效率现状,发现低效率情况的恶化与老年医疗保险股份制的准入以及营利性所有制有关。

3. SFA在国内医疗服务效率评价中的应用

SFA在国内的研究起步较晚,因此利用SFA来评价医院运行效率的研究不是很丰富。张鹭鹭采用SFA的成本模型分析了38家军队综合医院间的技术效率。吴明、李曼春等利用SFA成本函数方法评价了威海市县及以上医院的生产效率,结果表明威海市县及以上医院平均低效率为8.51%,医院的成本结构不合理是医院低效的重要原因。王伟成、曾武等人在全国抽取60家中医院,然后利用柯布—道格拉斯SFA成本模型评价其效率,并探讨低效率的影响因素,结果显示东部、中部、西部抽样医院的低效率有增加的趋势,其中卫生技术人员占全院职工数的比例以及病床使用率等指标对总成本增加有显著影响。刘妍利用随机前沿模型及一阶段评估方法对我国31个省、市、自治区的城市医院经营效率及其影响因素进行分析,发现药品收入比例、卫生技术人员占医院工作人员总人数比例、三级医院占医院总数比例、二级医院占医院总数比例均可对医院效率造成影响。李湘君与王中华利用随机前沿方法计算江苏省85家中医院的技术效率和成本效率并分析效率低下的影响因素,结果显示样本医院总体运行效率偏低,其中人均药品结余、出院者平均住院医疗费等6项指标对技术效率有影响,人均诊疗结余、平均每日住院医疗费用等 4 项指标对成本效率有影响。

4. 小结

通过对国内外相关文献进行分析发现,国内外学者对于随机前沿方法的使用主要体现在医院的效率,特别是成本效率以及费用控制方面的评价与比较,此外也有学者引入相关变量到医院性质、级别以及国家卫生体制改革或医院制度改革等,来分析影响医院效率变化的因素。

随着 SFA 的不断完善,其相关模型也得到了深入的发展,SFA的实证研究也越来越多。但是由于随机前沿生产函数要求产出为单一变量,显然不适用于医疗机构多产出特征,因此,国内外的学者主要应用随机前沿成本函数来评价医院的成本效率。本书随后将对 SFA 的优缺点进行详细分析,并与其他方法相比较。

(二)非参数方法

生产前沿面研究的非参数方法主要基于一定的生产有效性标准,通过所观测的实际生产点数据找出位于生产前沿面上的相对有效点,不需要构建生产函数。当前非参数方法应用最多的是数据包络分析法(Data Envelopment Analysis, DEA)。本书对该方法的思想以及研究现状进行详细综述。

1. DEA 的基本思想

DEA 是根据所有参与评价的单元的投入、产出数据来评价其中某个单元优劣的一种非参数方法。它不依赖于具体的生产函数形式。DEA 的基本思想是:在不考虑决策单元的生产技术下,构建一个包含若干个决策单元、处于相对有效前沿的效率面,然后计算出某一个特定决策单元相对于那些处于效率面的决策单元的效率水平,一次来确定各部门在有效生产沿面上的“投影”,由此找出 DMU的薄弱环节和主要问题所在,并以此为今后有效的管理提供方案和建议。DEA 自 20 世纪 80 年代中期被引入卫生计量经济学,现已发展得相当成熟,在医疗卫生领域中的应用也较为广泛,已经成为医院效率评价的重要方法。DEA 的主要评价模型有 C^2R、BC^2、C^2

GS^2、C^2WH 等。但是在医院相对效率的评价中，最常用的模型是 C^2R、BC^2。

2. DEA 在国外医疗服务效率评价中的应用

自从 Sherman 于 1984 年将数据包络分析用于医疗领域之后，DEA 在医疗机构效率评价等方面的应用逐渐得到推广。Rosko 与 Alvarez 等认为 DEA 在识别卫生健康组织低效率根源和数量方面具有优越性。在美国，Ozcan 对美国 300 家城市医院的特征与医院效率之间的关系进行了研究。Burgess 与 Wilson 用 DEA 模型分别对美国 1985～1988 年公立医院的技术效率进行了分析，并且利用回归分析对影响技术效率的相关因素进行了探讨。Shawna Grosskopt 和 Dimitri Margaritis 运用 DEA 分析了 1995 年美国教学医院的运行效率。Harrison 利用 DEA 分别对美国的联邦医院、退伍军人医疗管理局（Veterans Health Administration）附属医院以及非营利性医院的 1998 年和 2001 年的效率进行了比较分析。Clement 和 Valdmanis 等人对美国 10 个州的医院效率进行了评价，发现较低的技术效率与风险调整后的质量低下有关系。Sikka 等运用 DEA 对 343 家医院的效率进行了分析，并指出 DEA 在评价医院效率时的适用性。Fernandez 利用 DEA 对佛罗里达州的税收支持医院与非营利性医院的技术效率差异进行了分析，发现两类型医院的效率受医院类型与地理位置等的影响不明显，但是医院通过提高效率每年可以节约 3.2 亿美元的医疗费用，指出两类型医院仍然有机会进一步提高效率。Amico、Peter 等人同样利用 DEA 的方法对美国社区卫生服务中心的运行效率进行了评估，同时分析财政投入对效率的影响，研究发现增加财政投入并不能帮助提高社区服务中心的运行效率，而且对于那些本身效率较低的社区卫生服务中心来说，财政投入与其运行效率呈负相关关系，这应引起卫生政策制定者的思考。在欧洲，DEA 的应用也非常普遍。Magnussen 利用挪威 13 家医院的资料来验证 DEA 的使用规律，结果表明医院效率指标中产出指标的选取对医院效率得分起决定性作用。McCallion 及 McKillop

等人运用DEA对北爱尔兰医院的相对效率进行了评估,发现大型医院的成本效率、配置效率以及技术效率都高于小型医院,指出这与北爱尔兰的住院服务合并、整改中型医院、关闭过小型医院的卫生政策方向一致。Helmig 与 Lapsley 对德国医院 1991~1996 年间的效率进行了分析,并且利用 DEA 测算德国公立医院、福利性医院以及私立医院的相对效率,发现公立医院与福利性医院的相对效率要高于私立医院,而且所消耗的医疗卫生资源也相对较少。Juan Ventura 利用 DEA 评价了西班牙公共医院的效率。Papathanassopoulos 等人利用 DEA 对希腊医院的效率进行了分析,然后利用回归分析评估医院所处环境对其技术与规模效率的影响。此外,在其他国家和地区,例如土耳其、澳大利亚及加拿大等,DEA 分析同样是学者常利用的效率分析方法。

3. DEA 在国内医疗服务效率评价中的应用

DEA 在我国于 1987 年由魏权龄教授正式提出并应用研究,随后该方法逐渐被医疗卫生领域的专家学者所认可和接受。庄宁等人探讨了 DEA 在医院效率评价中的适用性。王涵等人利用 DEA 对哈尔滨三级医院效率进行了评价,发现非总体有效的医院存在人员工作效率低、设备利用率低、收费偏高等问题,为医院管理提供依据。崔海洋在其论文中对 DEA 在大型医院相对效率评价中的应用进行了分析,指出与 Topsis 和因子分析法相比,DEA 更适用于医院相对效率的综合评价。庞慧敏、郭晓日、李燕妮、李成等人利用 DEA 分别对大型医院、三级医疗服务机构、县级公立医院、乡镇卫生院等的效率进行了评价,发现不同的医疗机构的效率现状及其影响因素,为医院管理及卫生政策的制定提供了政策参考。

4. 小结

通过对国内外相关文献的分析我们发现,国内外学者对于 DEA 的利用较为广泛,除了直接用于评价医疗机构的效率现状外,还通常结合 Tobit 回归等方法研究影响效率的相关因素,其中医院自身属性如医院性质、规模及地理位置等与外界环境如卫生政策、财政支持等对医院效率的影响研究较多。此外也常用于进行医院之间的效率比较,通过 DEA 对评价对象总体的效率水平进行评价并依此确定每个医院的相对效率,从而可以对影响医院低效率运行的原因进行深入分析,因此,可以为医院在投入及产出方面的改进提出建议。

经过二十多年的发展,DEA 逐渐被医疗卫生领域的专家学者所认可和接受,认为应用 DEA 对医院效率进行评价具有很强的适用性和可行性,具有其他方法不可替代的优越性,已经逐渐成为国内外卫生经济和医院管理领域评价相对效率的主要评价方法之一。但是通过对国内外相关文献的研究也不难发现,大部分学者们利用的是横截面数据对医疗机构的静态运行效率进行评价,对于其动态效率的评价和研究不足,对于面板数据的发掘与利用不足,这为今后的研究提供了方向。

(三)两种效率测量方法的比较分析

1. SFA 的评述

SFA 在评价机构效率方面有其优越性,主要包括以下几点:首先,SFA 通过估计生产函数对个体的生产过程进行描述,并通过所得的投入、产出的具体关系方便地进行投入—产出的控制及预测,且对个别决策单元的数据误差灵敏度不高,稳定性较好;其次,由于该方法在函数模型中将误差项分解为随机误差和技术无效性,从而避免了统计误差对技术效率的影响,使得效率残差真正反映医院的效率损失,因而使评价结果更加科学合理。

然而大量的研究也表明,SFA 在实际应用过程中也存在着无法避免的局限性:首先,利用 SFA 对医院生产效率进行测量时,需对医院进行一些假设,例如所有医院都在使其成本最小化,医院的产出水平完全由外部因素决定等,而这些假设不一定完全合理;其次,对于模型中的随机误差项,由于缺乏经济理论支持,通常被认为是符合正态分布的;最后,SFA 虽可以测量绝对效率,但对于决策单元的配置效率和技术效率结果的区分能力较弱。

2. DEA 的评述

作为相对较为成熟且先进的方法，DEA 在对医疗机构的效率进行评价分析时有明显的优势：第一，DEA 适合对具有多投入和多产出特点的同类决策单元进行效率评价，在医疗卫生领域，不仅可以对同一医院不同时期的效率进行比较，还可以对不同医院的效率进行比较，因此使用范围较广；第二，DEA 不需要对指标进行价格标化，也不需要统一单位，这不仅保证了原始信息的完整，还避免了权重人为因素的主观影响，因此评价指标具有较高的灵敏度、可靠性；第三，利用 DEA 不仅可以测算出研究对象相对效率得分，还可以为非 DEA 有效的分析单元在投入过剩或产出不足方面的问题提供参考，从而为医院管理者改善医院运行效率提供科学依据。

虽然 DEA 在当前的医院效率评价研究领域应用非常广泛，但还是存在一些问题需要解决。例如 DEA 评价的是相对效率而不是绝对效率，对于提高效率只能借助其不足之处，而缺乏析因及提出具体措施的能力，对数据误差的缺失十分敏感，对数据质量要求比较高，提高了调查中数据搜集的难度等。

3. SFA 与 DEA 的比较分析

在分别对 SFA 与 DEA 进行评述之后，我们再对两者进行比较分析，具体的比较结果如表 3-1 所示。可以发现，两种方法各有特点。目前大量的研究表明，两种效率测量方法均可以有效地测量决策单元的效率。

表 3-1　　　　　　　　　两种效率测量方法的比较

比较项	SFA	DEA
是否需要确定函数形式	是	否
是否存在随机误差	是	否

续表

比较项	SFA	DEA
对实际产出的解释和处理	将实际产出分为生产函数、随机因素和技术无效率三部分	将实际产出分为生产前沿和技术无效率两部分
构造生产前沿的方法	利用生产函数和随机扰动项构造出随机生产前沿,对于面板数据,则根据所有周期的数据仅构造出一个统一的生产前沿	根据决策单元的投入、产出数据,选出一个或几个决策单元作为技术有效点构造出生产前沿,对于面板数据,每个周期各构造一个生产前沿
对投入、产出的约束	可处理多投入—单产出、单投入—多产出问题,较难处理多投入—多产出问题	可以较好地处理多投入—多产出问题
对评价指标的要求	要求比较高,需要对相关指标的价格信息,且指标的主观性较强	指标不需要加权,与市场价格无关,权系数是通过优化计算过程得到的
对样本的要求	对样本数量要求较严格,需要较大数量的观察值	对样本数量的要求较低

对于两种方法的测量结果一致性方面,许多学者都进行了实证性的研究。Linna 与 Rowena 分别通过实证研究指出,两种方法在对同一决策单元进行效率测量的结果具有高度的一致性。陶春海等人也通过实证研究对两类效率测量方法的测量结果进行了比较分析,发现运用 DEA 测算的医疗服务生产效率值虽然低于 SFA 测算的结果,但是两种方法测算出的医疗服务生产效率值及其排名之间存在显著相关性和良好的一致性。因此,为了减少不必要的验证过程,本书选取其中一个测量方法以实现研究目的。

医院是一个多投入—多产出的单位,因此,在对医院效率进行评估时需要综合考虑多项投入—产出指标,而 DEA 在同时处理多项投入与产出方面的优势明显,SFA 则需要对产出指标进行降维处理,但目前对于指标降维的方法并不统一,且指标降维后对结果的影响以及所拟合的综合指标能否很好地代表医院的产出等问题都不得而知,因此,DEA 在评价医院效率,特别是技术效率方面优势明显。

此外,本书的样本量及投入—产出指标的特征可以较好地满足 DEA 对于数据的要求。因此,通过上述分析,结合研究目的及研究内容,本书将 DEA 作为效率测量与评价的核心方法。根据 Eyob Zere 的理论,决定是否到医院就医完全取决于病人,医院的管理人员可能无法完全控制,这是一个外在因素,对此,本书认为医院很难控制自身的产出,因此选用投入导向的 DEA 模型来测算医院的效率,即从减少投入的角度来寻求提高医院效率的方法。

4.医院全要素生产效率的测量方法

除了测量静态效率,即医院的技术效率,包括纯技术效率、规模效率等之外,国内外的学者同样开始对医院的动态效率进行评价研究。而在医疗卫生领域,最常见的是对医院的全要素生产率进行评价研究。与技术效率评价方法一样,对于全要素生产率的测量方法,同样可以分为参数方法与非参数方法,其中参数方法以 SFA、索洛余值法等为代表,而非参数方法则以 DEA-Malmquist 指数方法为代表。由于在技术效率评价中,本书以 DEA 为主要测量方法,因此,在对医院的全要素生产率进行评价时,本书采用基于 DEA 的 Malmquist 方法进行评价。

Malmquist 生产指数分析是数据包络分析的补充和丰富,最早是由瑞典的经济学家和统计学家 Malmquist 于 1953 年提出的,用来分析不同时期的消费变化,随后 Caves 等首先将该指数应用于生产率的变化测算,后又与 Charnes 等建立的 DEA 理论相结合,现在已经成为现代生产率问题研究中的重要方法。

在国内,陈小玲等利用 DEA-Malmquist 指数模型对湖南省乡镇卫生院 2000～2008 年的动态效率进行研究,结果发现,改善规模效率是中心卫生院发展的关注重点,提高技术是一般卫生院的发展关注重点。刘元凤等人利用同种方法对浦东新区的 30 家社区卫生服务机构进行分析,发现研究对象的全要素生产率呈环比上升趋势,规模效率有所改善,但是纯技术效率出现退步。庞慧敏等人则利用该方法对 22 家大型综合医院的效率进行研究,结果发现 22 家医院的纯技术效率基本稳定,多数医院处于规模报酬固定阶段,没生产率主要受技术变化的影响乡镇。刘英利用 DEA-Malmquist 相结合的方法对湖南省 281 家乡镇卫生院的动静态效率进行分析,结果发现通过不同服务模型,医院提高生产率的主要途径不同。陆文娟对武汉市 23 家医院 3 年间的全要素生产率进行分析,发现这些医院的全要素生产率普遍下降主要由技术退步所致。而在国外,Brenda 对爱尔兰急诊医院 1995～1998 年的效率变动情况进行分析,发现对大规模医院来说,医院的技术效率与技术水平都有所提高,而对小规模医院来说,两者呈现下降趋势,认为技术进步在大医院的全要素生产率提高中发挥了更为重要的作用。Margit 利用 Malmquist 指数法对澳大利亚医院的效率变动情况进行研究,研究期间包括医院筹资改革前 3 年及改革后 2 年,结果发现,改革后 2 年的医院技术进步水平明显增加,但是技术效率的提高水平仍然有限,认为在了解效率运行现状之后,应加强对影响因素的分析。E. Zere等人对南非 3 个省的医院技术效率进行分析,同时利用 Malmquist 对医院西开普敦省的急诊医院 1992～1998 年的全要素生产率进行分析,结果发现,全要素生产率呈现下降趋势,而技术水平的变动方向与技术效率的变动方向呈现相反趋势。

通过对国内外全要素生产率研究进行分析,学者多在利用 DEA 对医院的技术效率及其分解项进行分析的基础上,利用面板数据,对医院全要素生产率及其分解项的动态变化情况进行进一步的分析,力图回答在医院全要素生产率的变动中到底是技术水平变动的作用大还是技术效率变动的作用大,从而为医院的进一步发展提供更为有效的参考依据与建议。

二、模型选择

利用 DEA 的相关模型对县级公立医院的效率进行静态分析,利用 Malmquist 生产效率指数对县级公立医院生产效率的动态变化过程进行把握。

(一)数据包络分析——静态效率评估模型选择

如前面所述,数据包络分析可以满足当前本书所需要的效率测量要求。DEA 的主要评价模型有 C^2R、BC^2、C^2GS^2 和 C^2WH 等,而在医院相对效率评价中最常用的为前面两种,即 C^2R 与 BC^2 模型。

由 C^2R 模型可获得包含技术效率与规模效率的综合效率值,而由 BC^2 模型可获得纯技术效率值,将综合效率值/纯技术效率值便可以得到规模效率值,而 C^2R 模型和 BC^2 模型本身无法判断这些整体有效的决策单元之间相对效率的高低。为了解决这一问题,Andersen 和 Petersen 提出了超效率 DEA 模型,主要用来对被认定为 DEA 有效的决策单元加以区分,从而可以利用超效率来对所有决策单元进行排序。超效率 DEA 模型则可以对有效决策单元进行排序,从而进行区域间的效率差异分解。因此,鉴于研究目的,本书采取数据包括分析模型的 BC^2 模型、C^2R 模型以完成医院效率的测量,下面对具体的模型进行详细阐述。

1. C^2R 模型

假设有 n 个决策单元(DMU),每个决策单元有 m 个投入项个数、s 个产出项个数,令 $X_{ij}(i=1,\cdots,m;j=1,\cdots,n)$ 表示第 j 个决策单元 DMU_j 第 i 种投入项的投入量,且 $X_{ij}>0$,$y_{rj}(r=1,2,\cdots,s;j=1,2,\cdots,n)$ 表示第 j 个决策单元 DMU_j 第 r 种产出项的产出量,且 $Y_{rj}>0$;V_i 是对第 i 种投入的权重,U_r 是对第 r 种产出的权重;记 $X_j=(X_{1j},X_{2j},\cdots,X_{mj})^T$,$Y_j=(Y_{1j},Y_{2j},\cdots,Y_{sj})$,$V=(V_1,V_2,\cdots,V_m)^T$,$U=(U_1,U_2,\cdots,U_s)^T$;$X_j$、$Y_j$ 是投入和产出向量,V、U 是 m 种

投入、s 种产出的权向量。评价 DMU_{jk} 的 DEA-B^{2}C 模型的线性规划的对偶形式如式(3-1)所示。

$$(\mathrm{C^2R})\begin{cases}\min\theta\\\sum_{i=1}^{n}X_{ij}\lambda_j - s^- = \theta X_{ik}\\\sum_{i=1}^{n}Y_{rj}\lambda_j - s^+ = Y_{rk}\\\lambda_j \geqslant 0; s^+ \geqslant 0; s^- \geqslant 0\\j = 1,2,\cdots,n; r = 1,2,\cdots,s; i = 1,2,\cdots,m\end{cases} \quad (3\text{-}1)$$

上述模型中各变量的定义为：n 为决策单位数；m 为投入项个数；s 为产出项个数；θ 为该决策单元的有效值；X_{ik} 为第 k 个单位的 i 项投入值；Y_{rk} 为第 k 个单位的 r 项产出值；λ_j 为权重系数；s^+、s^- 为松弛变量。

2. BC^2 模型

在 C^{2}R 模型的基础上加上限制条件 $\sum_{j=1}^{n}\lambda_j = 1, (j = 1,2,\cdots, n)$，即把固定规模报酬假设改为可变规模报酬，则得到 BC^2 模型。具体模型如式(3-2)所示。

$$(\mathrm{BC^2})\begin{cases}\min\theta\\\sum_{j=1}^{n}X_j\lambda_j + s^+ = \theta X_k\\\sum_{j=1}^{n}Y_j\lambda_j - s^- = Y_k\\\sum_{i=1}^{n}\lambda_j = 1(j = 1,2,\cdots,n)\\\lambda_j \geqslant 0, j = 1,2,\cdots,n; s^3 \geqslant 0; s^+ \geqslant 0\end{cases} \quad (3\text{-}2)$$

3. 超效率 DEA 模型

以 CRS 径向模型为例，超效率模型与标准效率模型的唯一区别就是增加了 $j \neq k$ 这一限制条件，即从参考集中剔除被评价 DMU_k，

$$(\text{C}^2\text{R}) \quad \begin{cases} \min\theta \\ \sum_{j=1}^{n} X_{ij}\lambda_j - s^- \leqslant \theta X_{ik} \\ \sum_{j=1}^{n} Y_{rj}\lambda_j - s^+ \geqslant Y_{rk} \\ \lambda_j \geqslant 0; s^+ \geqslant 0; s^- \geqslant 0 \\ j = 1,2,\cdots,n; r = 1,2,\cdots,s; i = 1,2,\cdots,m \end{cases} \quad (3\text{-}3)$$

4.模型结果的分析

(1)基本效率分析。首先,若 $\theta=1$,且 $s^+=0$,$s^-=0$ 时,则认为第 j 个决策单元 DEA$_j$ 有效,其经济活动同时为技术有效和规模有效,即第 j 个决策单元为相对于投入,其产出达到最优,此时该决策单元的技术效率为最佳。

其次,若 $\theta=1$,且 $s^+\neq 0$ 或 $s^-\neq 0$ 时,则认为第 j 个决策单元为弱 DEA 有效,其经济活动不同时为技术有效和规模有效,存在投入不足或产出过剩。对于投入 X_{ik} 来说,可以减少 s^- 的投入而使产出 Y_{rk} 不变,或投入保持 X_{ik} 不变,产出 Y_{rk} 可增加 s^+,或规模没有达到最佳状态。

最后,当 $\theta<1$ 时,则认为第 j 个决策单元为 DEA 无效,其经济活动技术和规模同时无效,可通过组合将投入降低而使产出不变或调整规模达到DEA有效。若要使非DEA有效决策单元变成DEA有效,则它的投入和产出指标分别应当为: $\theta, X_{ik}-s^-, Y_{rk}+s^+$,即所谓的"投影值"。

(2)规模报酬分析。由固定规模报酬下的技术效率值除以变动规模报酬下的纯技术效率值所得到的效率值,可以衡量决策单元是否处于最适合生产规模,即规模效率模型:SE=CCR/BCC。记 $\delta = \sum \lambda_j$,则称 δ 为决策单元的"规模收益值"。

首先,当 $\delta=1$ 时,则表示该决策单元的规模收益不变,即决策单元达到最佳产出规模点,即此时该决策单元规模效率达到最佳。

其次,当 $\delta<1$ 时,则认为该决策单元的规模收益处于递增状态,且 δ 的值越小,规模收益的递增速度越快,提示如果该决策单元在适当增加投入量的情况下,其产出将有更高比例的增长。

最后,当 $\delta>1$ 时,那么该决策单元的规模收益处于递减状态,且 δ 的值越大,规模收益递减的速度越快,提示该决策单元若继续增加投入量,不仅不能增加产出,反而会造成资源的浪费,增加运行成本。

(3)松弛变量分析。对于无效率的决策单元而言,可以通过与其他有效决策单元的参考集合作比较来分析其 DEA 无效的原因,同时可以进一步计算出该决策单元在有效前沿面上的投影,从而进一步探讨效率改进的方向与幅度,主要的公式表达为:

$$\hat{X}_j=\theta X_j-s^-,\ \hat{Y}_j=\theta Y_j+s^+$$

那么,投入沉余为:

$$\Delta X=X_j-\hat{X}_j=(1-\theta)X_j+s^+ \Delta Y \tag{3-4}$$

(二)Malmquist 生产效率指数——动态效率评估模型选择

为了更好地评价医院效率的动态变化情况,本书引入 Malmquist 指数来评价县级公立医院 2006~2012 年的全要素生产率动态变化情况。

1.公式具体表示

1994 年,Fare 等人重新定义了基于固定规模报酬假设下的第 t 期到第 $t+1$ 期的 Malmquist 指数,即全要素生产率变化指数。x_t、y_t 分别代表 t 时期的输入、输出向量,t 为离散参数变量,公式具体表示为:

$$M(x_{t+1},y_{t+1},x_t,y_t|\text{CRS})$$
$$=\left[\frac{D^t(x_{t+1},y_{t+1}|\text{CRS})}{D^t(x_t,y_t|\text{CRS})}\times\frac{D^t(x_{t+1},y_{t+1}|\text{CRS})}{D^t(x_t,y_t|\text{CRS})}\right]^{\frac{1}{2}} \tag{3-5}$$

(1)通过分解,若基于固定规模报酬假设下,全要素生产率变化指数可细分为整体效率变化指数和技术变化指数的乘积。

$$M(x_{t+1},y_{t+1},x_t,y_t \mid \mathrm{CRS})$$

$$=\frac{D^{t+1}(x_{t+1},y_{t+1} \mid \mathrm{CRS})}{D^t(x_t,y_t \mid \mathrm{CRS})}$$

$$\times \left[\frac{D^t(x_{t+1},y_{t+1} \mid \mathrm{CRS})}{D^t(x_{t+1},y_{t+1} \mid \mathrm{CRS})} \times \frac{D^t(x_t,y_t \mid \mathrm{CRS})}{D^t(x_t,y_t \mid \mathrm{CRS})}\right]^{\frac{1}{2}}$$

$$=\text{效率变化指数(EC)} \times \text{技术变化指数(TC)}$$

(3-6)

第 t 期的效率函数为第 t 期距离函数的倒数,即:

$$\mathrm{E}(x_t,y_t \mid \mathrm{CRS}) = \frac{1}{D^t(x_t,y_t \mid \mathrm{CRS})}$$

(2)若基于可变规模报酬假设,则整体效率变化指数可以进一步分解为技术效率变化指数和规模效率变化指数,具体公式为:

$$M^{t,t+1}(x_{t+1},y_{t+1},x_t,y_t \mid \mathrm{VRS})$$

$$=\frac{E^t(x_t,y_t \mid \mathrm{VRS})}{E^{t+1}(x_{t+1},y_{t+1} \mid \mathrm{VRS})} \times \frac{\dfrac{E^t(x_t,y_t \mid \mathrm{CRS})}{(x_t,y_t \mid \mathrm{VRS})}}{\dfrac{E^{t+1}(x_{t+1},y_{t+1} \mid \mathrm{CRS})}{(x_{t+1},y_{t+1} \mid \mathrm{VRS})}}$$

$$\times \left[\frac{E^{t+1}(x_{t+1},y_{t+1} \mid \mathrm{CRS})}{D^t(x_{t+1},y_{t+1} \mid \mathrm{CRS})} \times \frac{E^t+1(x_t,y_t \mid \mathrm{CRS})}{D^t(x_t,y_t \mid \mathrm{CRS})}\right]^{\frac{1}{2}}$$

$$=\text{纯技术效率变化指数(PEC)} \times \text{规模效率变化指数(SEC)}$$

$$\times \text{技术变化指数(TC)}$$

(3-7)

(3)通过上述方程的逐步分解,全要素生产率变化指数就分解为技术变化指数、效率变化指数、纯技术效率变化指数和规模效率变化指数,具体如图 3-1 所示。

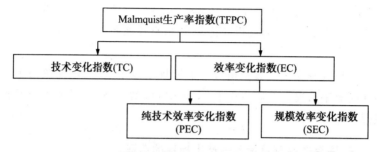

图 3-1　全要素生产率分解图

2. Malmquist 生产率指数各相关变量及结果的分析

(1)全要素生产率变化指数分析。全要素生产率变化指数分析是指与上期相比,本期全要素生产率的变化情况。若取值大于1,表示与 t 期相比,$t+1$ 期的全要素生产率提高,说明成本降低,产出增加;小于1,全要素生产率下降;等于1则不变。全要素生产率变化指数可分为技术变化指数和效率变化指数。

(2)技术变化指数分析。技术变化指数分析是指随时间变化而发生的生产前沿移动。若取值大于1,表示生产前沿外移,说明与上期相比,本期技术提高;小于1,表示生产前沿向原点移动,说明本期技术下降;等于1则表示不变。技术提高通常是因为技术的发明或创新导致成本节约或生产率提高,技术下降则因需加快创新。

(3)效率变化指数分析。效率变化指数分析是相对于整个业界的效率水平下,决策单元持续改善的追赶效果。若取值大于1,表示与上期相比,本期整体效率提高,说明决策单元的效能有所改进,资源浪费或无用的情况有所改善;小于1,表示经营效率不高或存在严重的资源浪费现象;等于1则表示无变化。效率变化指数可进一步分解为纯技术效率变化指数和规模效率变化指数。

(4)纯技术效率变化指数规模效率变化指数分析。纯技术效率变化指数分析是相对于上期技术效率水平,本期决策单元的技术效率情况。若取值小于1,表示技术效率下降,说明其经营技术水平低于业界平均水平,可通过提高决策单元的管理能力与经营水平予以改善。

规模效率变化指数是相对于上期规模效率水平,本期决策单元的规模效率情况。若取值小于1,表示规模效率下降,说明需要调整规模。

三、医院效率测算投入—产出指标的选取

(一)指标选取原则

根据专业理论及实践经验,结合研究目的以及指标对评价结果的影响,医疗卫生服务效率评价指标的选取需按照以下原则进行:

(1)目的性原则。选取评价指标要考虑到能够实现评价目的,对评价目的有较大影响的指标都应包括在内,这样便于明确具体的努力方向和采取有针对性的措施。

(2)科学性原则。效率的评价与测量指标从定义、统计口径以及计算方法等方面都必须有严格的科学依据,遵循科学的研究方法,能够反映被评价对象的主要信息和核心内容。尽量使用客观方法来选择指标,在必要时可以选择多组指标组合进行评价,再对评价结果进行综合考虑,以得到科学准确结论。

(3)可行性原则。在选取过程中要考虑指标在测算过程中的现实可行性,所选择的指标应当便于收集和分析,而且信息真实可靠。无法获取的指标,尽可能地采取类似指标代替。要考虑数据收集以及处理过程中所遇到的困难。指标应当可以量化和标准化,从而提高指标体系的可操作性。

(4)全面性原则。所选指标需要充分反映医院的各项信息,不必面面俱到,但要覆盖主要信息,应当可以反映被评价医院的主要信息和核心内容。医院既是公益性、福利性的事业单位,又是经营性的经济实体,因此在指标选择时要兼顾社会效益与经济效率。

（5）指标要具有确定性。所选的指标除了应当是真实可靠的以外，还应当是量化和标准化的，以利于不同地区之间的对比。

（6）指标应具有灵敏性。所选的指标在评价个体间变化较大，能反映不同评价个体间的差别。

（二）医院效率测算指标选取方法

1.医院生产要素法

在对医院医疗服务生产效率测量指标进行分析与总结之前，需要确定医院生产效率的构成要素，即医院医疗服务投入与医疗服务产出。

生产要素指进行物质及非物质生产所需要的一切要素及其环境条件。以马歇尔为代表的传统新古典微观经济学家把生产要素在总体上分为 3 种类型，即土地、资本、劳动三类。一般而言，生产要素至少包括人的要素、物的要素及其结合要素。在医疗卫生服务领域，与其他物质生产活动一样，医疗服务的生产需要医疗机构通过生产要素投入来实现，而医疗机构的生产要素投入则类似传统制造业的投入要素。本书基于马歇尔对于生产要素的基本分类标准对县级公立医院的生产投入要素进行分类，主要从两个方面对医院的生产投入要素进行分类：一类是劳动要素投入，劳动最终需要通过劳动力来实现，劳动力是最重要的经济资源和生产要素，即人的要素，在医疗机构中反映为医疗机构的人力资源；第二类为资本要素投入，主要表现在为了满足生产需求或需要的一些设备及资源，主要表现为物的要素，在医疗机构中，医院的设备及资金等最终都以资本要素的形式出现，表现为物质资源投入（如医疗设备、医疗用品、医疗支出等）信息资源（如医疗技术）以及组织管理等。

医疗服务产出的主要特点是多元化产出，它不像物质产品产出那样集中表现为产量和产值的统一性与多元性，而是分别显示为多方面的产出。如前文所示，本书对于医疗服务的设定是具有公益性质的特殊私人品，且主要分析医疗机构的医疗服务产出。鉴于医院的生产性质及县级公立医院的地位及功能特点,本书的医疗服务产出主要表现为门(急)诊服务产出与住院医疗服务产出。其中门诊及住院服务的产出既可以用物量指标来表示,如门诊人次、住院人次等,也可以用价值量指标来表示,如门诊收入、住院收入等。本书采取物量指标中的门(急)诊服务量、出院人数及价值量的医院收入来体现服务产出。

2. 生产法

医院的主要功能是救死扶伤,不生产具体有形的产品,其经营过程表现为服务提供,在投入与产出上不容易界定。在国际上,相关学术界对医院投入和产出的划分普遍认可的方法为生产法(Production Approach)。这种方法将医院的经营过程类比为企业的生产过程,将医院视为使用资本、劳动力等生产要素生产住院患者等健康产品的生产商。

通过图 3-2 可以看出,在医院的经营过程中,投入主要是人、财、物等资源,而产出的指标通常为医疗卫生的产品和服务的数量。

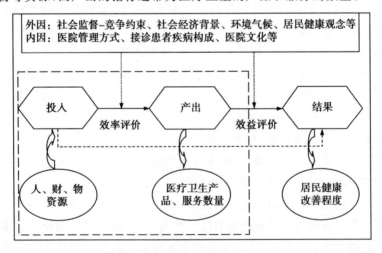

图 3-2　生产法类比医院的经营过程

医院的功能主要是医疗、教育、科研及预防和社区卫生保健服务，其中医疗是医院的主要功能和中心任务。诊疗、护理两大业务为医疗工作的主体，并和医院的医技及其他辅助科室协作配合形成医疗整体。医院医疗一般分为门诊医疗、住院医疗、康复医疗和急救医疗。其中门诊和急救医疗是医疗工作的第一线，住院医疗是对复杂或疑难危重病人进行诊疗的重要方式。

（三）指标筛选方法

由于 DEA 对评价指标的要求，最终筛选的指标数量不能超过被评价单元数量的一半。样本含量小或选择的投入、产出的变量过多，会导致多数决策单元处在生产前沿面上，称为"技术有效单位"，从而导致评估失败。变量的选取非常关键，能够影响模型的质量。

1.投入—产出指标的相关性分析

从生产集的角度考虑，DEA 模型的投入指标 X 和产出指标 Y 应大致满足以下关系：X 能生产 Y，Y 是由 X 生产出来的。因此，投入与产出指标之间存在相关关系。本书对所筛选的投入—产出指标进行相关性分析，根据分析结果确定最终的投入—产出指标。

2.Pastor 筛选方法

Pastor 等人基于严密的数学论证和推导提出了 DEA 研究中较为有效的筛选变量方法，记为 Pastor 方法。

具体的筛选过程如下：

（1）计算变量之间的相关系数。选择相关性最强的投入变量（不大于 2 个）与相关性最强的产出变量（不大于 2 个）建立基础模型 Model1 并计算效率。

（2）以 Model1 为基础模型，增加一个变量到基础模型中去，重新计算每家医院的效率。定义 ρ_i 为第 i 家医院在连个模型中的效率变化百分比，如 ρ_i 接近 0，说明新变量没有对效率得分产生较大影响。按照 Pastor 给出的判定标准，当 $|\rho_i|>0.1$ 时，说明新增变量对效率的影响不可忽略。按照这个原则，将剩下的投入变量依次纳入，构建 Model2～Model9，并与 Model1 相比较，计算每个模型中的

$|\rho_i|$。根据 Pastor 的判定标准,若不存在 15% 以上的样本效率得分变化的话,新增变量对模型产生的影响可以忽略,即该变量可以删除。

(3)将影响大的投入指标纳入新构建的模型中,依次引入产出变量,通过计算 $|\rho_i|$ 的值来筛选产出指标。

(四)DEA 模型决策分析工具

尽管数据包络分析的过程是非常复杂的,但是问题能够简化为线性规划,从而用简单的方法去解决。由于包含的数据太多,所以DEA 通常都借用计算机的帮助。目前,国外发明了很多较为完善的软件,像 Frontier Analyst、DEA-Solver、OnFront、Warwick DEA、DEAP、EMS、Pioneer 和 GAMS。国内目前较为常用的 DEA 软件是北京大学的 Maxdea。

左娅佳等评价军队医院效率应用的是 Frontier Analyst 软件。卞鹰、庄宁等利用的是 Windows-Dea 软件。刘华辉等利用了 DEAP软件对广州的三甲医院投入产出效率分析。

数据包络分析的优点是:第一,它是基于经济理论和方法;第二,它关注相对效率而不是绝对效率;第三,它有能力同时组合多项投入和产出,并且明确实际好的实践和绩效目标;第四,它不要求明确的生产函数;第五,县级公立医院效率影响因素研究。

四、县级公立医院效率影响因素研究

在研究方法上,学者们多利用 Tobit 回归模型探讨医院效率的影响因素。这是因为学者大多将医院 DEA 得分作为因变量,而因变量即效率得分值在 0 和 1 之间,属于删失变量(即因变量)受限,因此需要采取受限因变量模型,即 Tobit 模型。鉴于本书在研究影响山东省县级公立医院效率的因素时同样将效率得分作为因变量,因此同样利用在研究中已经较为成熟的 Tobit 回归模型进行分析。

(一)确定影响因素指标体系构建

在效率评价结束后,以及在对效率进行评价与分析之后,本书

对影响医院效率的因素进行分析与探讨,并在确定影响因素指标的基础上,纳入计量模型,这主要包括三方面的内容。

组织环境理论及组织变革理论均指出,一个组织的发展变化主要受外部宏观环境及内部管理环境的影响,而医院作为可以独立生产经营的组织,其发展变化同样受医院内外环境的双重影响,且医院是多投入—多产出的生产及决策单元,其效率必然受多方面因素的影响。通过对既往研究的分析总结,在管理学及组织行为学相关理论的指导下从院内、院外两个方面对影响效率的因素进行归纳分析。为了更好地观察医院内外环境的影响,本书在构建模型时需考虑以下几个方面的内容:

(1)仅仅将医院内部因素纳入模型,分析在不考虑其他因素的情况下,医院内部哪些因素对于医院效率的影响较为显著。

(2)将表示医院规模的影响因素纳入模型,分析在控制医院规模的情况下,医院内部各因素对医院效率的影响。

(3)将经济与人口因素纳入模型,分析在医院内部环境因素与外部环境因素的共同作用下对医院效率带来的影响。

(4)设置哑变量及新医改政策影响因素,分析在控制医院内部环境因素与外在经济与人口因素的作用下,新医改对医院效率的影响程度。

(二)构建影响因素评价指标体系的方法

1. 文献复习法

效率评价主要是针对投入和产出进行评价,而医院的医疗效率还受到医院运营内部因素和外界环境、社会因素的影响。文献资料主要包括维普、万方、CNKI 和 PubMed 等数据库,查阅与医疗机构服务效率有关的文献,从而梳理机构服务效率的维度和指标,构建医疗机构服务效率影响因素的指标。

2. 专家咨询法

德尔菲法(Delphi)又称"专家咨询法",是美国兰德(Rand)公司于 1964 年发明并首先使用的一种定性技术预测方法。它是在专家会议预测的方法基础上发展起来的,其核心是通过匿名的方式进行几轮函询征求专家们的意见。德尔菲法已经在不同的领域得到了广泛的应用。

研究者根据研究列出一系列的指标,分别征询专家的意见,然后在专家意见的基础上进行统计处理,并最后确定具体的评价指标体系。

合适的专家选择是德尔菲法预测成功的关键。在遴选专家时应该注意以下几条原则:一是拟选择的专家不要仅局限于某一领域的权威,因为权威的人数是有限的;二是拟选择专家的研究方向应该与研究问题相关,或具有相关经历;三是根据研究项目规模确定专家人数,一般以 15～50 人为宜。

五、分析方法

(一)描述性统计分析

描述性统计分析主要用于投入—产出指标的描述和比较,影响因素各个指标的基本特征。通过描述性的分析,我们可以得到如下的信息:一是发现投入—产出指标、影响因素指标的基本特征;二是根据投入—产出的基本特征,将医院投入—产出指标按照规模、地域、分值等进行重新归类。

服从正态分布的数值变量主要采用均数和标准差,不服从正态分布的数值变量主要采用中位数指标。分类变量主要是对采用率、构成比、差值等进行描述。

(二)确定影响因素指标权重的方法——层次分析法(AHP 法)

层次分析法由美国运筹学家 T. L. Saaty 于 20 世纪 70 年代提出,该方法的基本原理是根据问题的性质和要达到的总目标,将问题分解为不同的组成因素,并按照因素间的相互关联以及隶属关系将因素按不同层次聚集组合,形成一个多层次的分析模型,从而最终使问题归结为最低层(供决策的方案、措施等)相对于最高层(总目标)的相对重要权值的确定或相对优劣次序的排定,用于解决多目标、多准则、多层次的复杂系统问题。

利用层次分析法进行综合评价主要分四步。

1. 建立层次结构模型

层次结构模型建立在对问题全面认识的基础上，一般由 3 个层次组成：目标层，是指决策的目的、要解决的问题；中间层，是指实现决策目标需要考虑的因素、措施、政策等；最底层，又称为"方案层"，是指决策时的备选方案。通过建立层次结构模型，将复杂问题分解为各个元素，并按元素间的相互关系及其隶属关系形成不同的层次。

2. 构造比较判断矩阵

建立层次分析模型之后，利用 Saaty 的 1-9 标度表，将各层元素进行两两比较，构造出比较判断矩阵（见表 3-2）。

表 3-2　　　　　　　　　　Saaty1-9 判断矩阵标度表

序号	重要性等级	a_{ij} 赋值
1	i、j 两个因素相比，同等重要	1
2	一个因素比另一个因素稍微重要	3
3	一个因素比另一个因素明显重要	5
4	一个因素比另一个因素强烈重要	7
5	一个因素比另一个因素极端重要	9
6	上述两相邻判断的中值	2、4、6、8
7	一个因素比另一个因素稍不重要	1/3
8	一个因素比另一个因素明显不重要	1/5
9	一个因素比另一个因素强烈不重要	1/7
10	一个因素比另一个因素极端不重要	1/9

3. 层次单排序及其一致性检验

层次单排序是指计算某层次因素相对于上一层次中某一因素

的相对重要性。对应的最大特征值($\lambda_{\max}$)的特征向量的分量(W)即为相应元素单排序的权值。计算权向量的方法有特征根法、和法、根法、幂法等,本书应用根法来计算。

计算步骤如下:

(1)计算判断矩阵每一行元素的乘积 M_i。

$$M_i = \sum_{j=1}^{n} a_{ij}, i = 1, 2, \cdots, n$$

(2)计算 M_i 的 n 次方根 $\overline{W_i}$。

$$\overline{W_i} = \sqrt[n]{M_i}$$

(3)对向量 $\overline{W_i} = [\overline{W_i}, \overline{W_j}, \cdots, \overline{W_i}]^T$ 正规化 $W_i = \dfrac{\overline{W_i}}{\sum\limits_{j=1}^{n} \overline{W_i}}$,则 $W = [W_1, W_2, \cdots, W_n]^T$ 即为所求的特征向量。

(4)计算判断矩阵的最大特征根 $\lambda_{i\max} = \sum\limits_{i=1}^{n} \dfrac{(AW)_i}{nW_i}$,其中 $(AW)_i$ 表示向量 AW 的第 i 个元素。

专家在判断指标重要性时,极容易发生各判断之间相互矛盾的情况,因此在实际中,要求判断矩阵满足大体上的一致性,需要进行一致性检验。

一致性检验的步骤如下:

(1)计算一致性指标 C. I. (Consistency Index)。

$$\mathrm{C. I.} = \frac{\lambda_{\max} - n}{n - 1}$$

(2)查表确定相应的平均随机一致性指标 R. I. (Random Index)。

据判断矩阵不同阶数查表 3-3,得到平均随机一致性指标 R. I.。

表 3-3 平均随机一致性指标 R. I. 表（1000 次正互反矩阵计算结果）

判断矩阵阶数	1	2	3	4	5	6	7	8	9	...
R. I.	0	0	0.58	0.90	1.12	1.24	1.32	1.41	1.45	...

（3）计算一致性比例 C. R.（Comsistency Ratio）并进行判断。

$$C. R. = \frac{C. I.}{R. I.}$$

当 C. R. < 0.1 时，认为判断矩阵的一致性是可以接受的；当 C. R. > 0.1 时，认为判断矩阵不符合一致性要求，需要对该判断矩阵进行重新修正。

4. 层次总排序及其一致性检验

层次总排序是针对最高层目标而言的，指最底层因素对于最高层的相对重要性或相对优劣的排序值，以确定最底层各元素对于总目标的重要程度。层次总排序从最高层到最底层逐层进行。

设：A 层 m 个因素 $A_1, A_2, \cdots, A_m$。

对总目标 Z 的排序为：$a_1, a_2, \cdots, a_m$。

B 层 n 个因素对于上层 A 中因素为 A_j 的层次单排序为：$b_{1j}, b_{2j}, \cdots, b_{nj} (j=1, 2, \cdots, m)$。

B 层的层次总排序为：$\sum_{j=1}^{m} a_j b_{ij}$。

层次总排序也需要进行一致性检验，设 B 层 $B_1, B_2, \cdots, B_n$ 对上层（A 层）中因素 $A_j (j=1, 2, \cdots, m)$ 的层次单排序一致性指标为 $C. I._j$，随机一致性值为 $R. I._j$，则层次总排序的一致性比率为：

$$C. R. = \frac{a_1 C. I._1 + a_2 C. I._2 + \cdots + a_m C. I._m}{a_1 R. I._1 + a_2 R. I._2 + \cdots + a_m R. I._m}$$

当 C. R. < 0.1 时，认为层次总排序通过一致性检验，否则需要重新调整那些一致性比率高的判断矩阵的元素值。

5.综合权重检验

利用群决策,对所有专家的判断结果进行综合,得到指标的综合权重。本书利用层次分析法的具体操作过程采用 Yaahp 软件。

(三)Tobit 回归分析

在对医院的发展现状及医疗卫生服务效率进行分析的基础上,运用基于面板数据的 Tobit 回归模型对影响医院运行效率的因素进行重点探讨,遴选影响医院服务效率的主要因素。最后根据分析结果提出提高医院医疗卫生服务效率、优化资源配置以及卫生政策完善的建议。

Tobit 模型是根据部分连续分布和部分离散分布的因变量提出的,Tobit 研究的是观察资料被截断的回归问题,这种截断不是针对观察个数,即观察序列的截断,而是针对因变量观察值界限的截断。此种情况下,如果用最小二乘法直接回归,因为其因变量的取值范围为(0,1],估计结果是有偏的。

采用随机效应面板 Tobit 模型对影响县级公立医院效率的影响因素进行识别和分析主要是因为:一方面,效率测量的结果介于0 和1之间,只有表现最佳的医院效率才为1,所以在1处发生截断情况;另一方面,则是反映各医院效率之间的差异为一个随机分布。面板 Tobit 模型的基本原理如式(3-8)所示。

$$y_{it}^* = \beta_i x_{it} + \varepsilon_{it} \tag{3-8}$$

其中,x_{it} 为第 t 期的可观察特征向量;β_i 为待估计参数向量;$\varepsilon_{it} \backsim N(0,\sigma^2)$;$y_{it}^*$ 为截取 0 值的潜变量。y_{it}^* 可以表示为:

$$y_{it}^* = \begin{cases} y_{it}^* & y_{it}^* > 0 \\ 0 & \text{其他情况} \end{cases} \tag{3-9}$$

六、县级公立医院全要素生产率收敛性分析

目前,在经济领域,如经济发展研究领域、产业发展研究领域,众多学者除了研究区域经济、能源或产业的效率现状之外,开始着手分析区域间效率差异的发展方向。其中,以经济收敛性理论指导下的区域经济或效率收敛性现象的分析逐渐开始发展起来。收敛性现象也称为"趋同现象",在新古典经济学里是指由于资本的边际产出呈现递减趋势,经济发展最终将趋于稳定状态,即所谓的"收敛性特征"。通过收敛性分析,可以回答地区间经济增长或效率增长差异的各类问题,如差异性是在逐步缩小还是继续扩大?原来经济较为落后或生产率较为低下的区域,其发展速度是滞后于原来较高的区域,还是逐渐超过后者,出现所谓的"趋同现象"?若将收敛性研究应用于医疗领域,则可以帮助我们分析不同区域间医疗服务各方面的差异性是逐渐缩小还是扩大,从而能为医院及区域卫生的发展提供询证基础。

当前,收敛性研究在区域能源、农业、旅游等方面较为充分,学者从不同的产业角度,分析产业内部效率的不均衡性及发展趋势,对产业资源的有效配置及产业协调发展提供较为有效的指导意见。

当前,收敛性研究在卫生领域的应用起步较晚,属于较新的研究方向。虽然收敛性研究在卫生研究中越来越多地被采用,但是真正应用规范的经济学收敛性理论模型的研究仍然较少,该方法学的实证研究有待进一步的研究与推广。目前,收敛性研究多关于卫生总费用、政府卫生支出及公共卫生投入等方面,而关于医院产出角度的研究则明显不足。

按照收敛性理论分析,本书对山东省不同县域医院的全要素生产率变动收敛情况进行检验,主要采用 σ 收敛分析、绝对收敛与条件收敛 3 种方式,具体的收敛检验模型如下所示:

(一)σ 收敛

标准差为:

$$\sigma = \sqrt{\frac{\sum\limits_{i=1}^{n} (X_i - \overline{X})^2}{n}} \tag{3-10}$$

变异系数为：

$$CV = \frac{\sqrt{\dfrac{\sum_{i=1}^{n} (X_i - \overline{X})^2}{n}}}{\overline{X}} \tag{3-11}$$

（二）绝对收敛

$$STD(TFP_{it}) = \sigma_0 + \sigma_1 t + \varepsilon_{it} \tag{3-12}$$

式中，$STD(TFP_{it})$ 为反映地区差距的生产率指标的变异系数，代表 t 年的 i 区域间的医院全要素生产率的标准差；t 为时间变量；ε_{it} 为误差项。如果 σ_1 的系数显著为负，则说明存在 σ 收敛。

（三）条件收敛

$$\ln \frac{TFP_{it}}{TFP_{i0}} = \beta_0 + \beta_1 \ln TFP_{it-1} + \varepsilon_{it} \tag{3-13}$$

其中，TFP_{it} 和 TFP_{i0} 分别表示末期和初期第 i 个医院全要素 Malmquist 指数；t 为所考察的时间跨度；β_1 若显著为负，则说明存在 β 收敛，表示每个医院都在朝各自的稳态水平趋近。这个稳态水平依赖于各医院自身的特征，即所有单元的稳态水平是不同的，因此，各单元的效率差异会持久存在。

第四章 县级公立医院医疗服务效率评价及影响因素研究

在上一章充分的理论复习和文献综述基础上,本书开展了山东省县级公立医院效率评价的实证研究。在研究之前,首先根据文献综述中效率的相关理论以及医院效率评价研究的研究结果,结合研究目的,明确了所涉及的相关概念,其次构建了研究理论框架,最后以理论框架为基础,构建山东省县级公立医院效率评价模型。

一、资料来源

实证研究所用的山东省县级公立综合性医院的相关数据(2006～2012年)均来自山东省卫生厅卫生信息统计中心。

本书按照目的性抽样的原则,从山东省140个县各抽取1家综合性医院,但是部分县医院数据缺失,为了保证时间序列的数据具有可比性,对数据不连续的机构、收入支出等核心指标数据缺失的机构进行剔除,从中筛选出符合条件的县级公立综合性医院132家。表4-1展示了本书的样本水平。为了研究不同区域医院的效率及效率变动趋势,本书按照经济发展水平及地域特点对县级公立医院进行地区分区,然后利用Excel软件进行数据统计和整理,建立县级公立医院信息数据库。截至2012年,山东省共有县级综合医院295家。

表 4-1   样本医院抽样数量及比例

项目	县级	样本量	样本比例(%)
综合性医院	295	132	44.7

注:数据来自山东省卫生厅卫生信息统计中心。

二、数据质量保证

(1)数据来源可靠。数据来自官方医院信息上报系统,来源真实可靠。

(2)数据追踪与校正。本书的数据为面板数据,对于缺失数据,与山东省卫生厅卫生信息统计中心沟通、核对、加以追踪;对于部分明显逻辑错误的数据,在与统计中心核实的基础上进一步与医院沟通,加以校正。

(3)数据标准化处理。因数据为面板数据,且分析指标涉及财务指标,为使结果更便于比较,本书利用以 2012 年的物价水平为基准的 GDP 平减指数对数据进行调整。

三、研究假设

微观经济学产生的前提是经济资源的稀缺性,其研究目的是提高稀缺资源的利用效率,而效率分析是现代微观经济理论的核心组成部分,并成为判断政府干预合理性的根本标准和主要工具。从经济学的角度讲,医院追求的终极目标还是产值,具有一定的生产性,其所提供医疗服务必须实现其价值补偿,以维持其基本生产等活动,医院的生产性质成为本书最基本的理论基础,这使得我们研究县级公立医院效率具备了理论上的条件。

县级公立医院的核心功能是为居民提供常见病、多发病诊疗,而新医改的目的是提高居民对于医疗卫生服务的可及性,最大程度地确保居民享有基本医疗卫生服务,既满足医疗服务需求,又实现医院自身发展。医疗卫生政策的变迁为本书进行效率分析提供了时间主线。

医院效率研究理论上是对医院的投入—产出进行分析。效率作为医院重要的绩效目标之一,是医院组织为实现长远发展而进行变革的重要方面。也就是说,医院组织要想生存并持续发展,保持效率的高水平及稳定性是重要的方面,这样就必须依据其内外环境的变化,及时调整并完善自身的结构和功能,包括对技术和人员进行变革等,来实现医院动态相对平衡与统一。对于县级公立医院的效率而言,同样受来自医院内外两部分的影响。医院内部的经营与管理策略与外部的政策干预、服务需求等要素共同对医院的效率产生影响。

根据研究目的及对相关理论的分析,我们提出本书的研究假设:

(1)县级公立医院的投入与产出在地域及医院规模上存在差异。

(2)新医改对于县级公立医院的效率具有提升作用。

(3)县级公立医院的效率呈现区域收敛趋势,即全省县级公立医院的生产效率的差距逐渐缩小。

(4)县级公立医院的效率受医院内环境与医院外环境相关因素的共同作用。

为了使研究更为科学严谨,本书除遵循上述理论基础之外,还需建立在以下理论假设的基础之上:首先,研究对象的同质性。本书主要考察县级公立医院的医疗服务效率水平,那么需假设样本医院的投入和医院产出的质量具有同质性,即仅从数量上测量医院的效率。其次,医疗服务需求生物学特征一致性。根据需求供给理论,医疗卫生服务需求的大小对医疗卫生服务供给有直接影响。本书在考察需求对医院效率影响的同时,假设服务对象的身体健康状况不存在差异,仅从需求的数量上阐述其对医院服务的利用水平,从而评估其对医院效率的影响。

四、研究内容与分析方法

(一)有关县级公立医院发展的社会经济背景分析

社会经济背景分析包括新农合制度的发展与新医改出台的有关县级公立医院的政策,并分析样本地区即山东省县级公立医院相关政策的实施情况,还对山东省及各县的卫生事业发展现状进行了描述,以了解县级公立医院的生存环境与现状。主要包括省级、县级水平的居民收入水平、人口密度、财政收支状况、卫生总费用等基本情况。主要采取描述性分析方法。

(二)样本医院经济发展现状分析

对山东省县级公立医院在 2006~2012 年间的基本情况和主要经济运行指标进行描述性分析,了解医院基本的经济运行状况和变化趋势。主要经济指标包括收支情况(即总收入、总支出及其结构)、经济运行效率状况[包括年出院人次、年门(急)诊人次、平均住院日、业务收支比以及病床使用率等]、经济运行结果和效益状况(包括人均医疗费用及其结构等),主要采取描述性分析方法及单因素分析方法。此外,利用比率分析法对样本县医院的生产效率,包括员工工作效率、住院效率与整个医院的配置效率进行分析,具体的指标如下:

医生日均担负诊疗人次数＝医院年门(急)诊总人次数÷医生总数

÷251(期内实际工作日数)

医生日均担负住院床日数＝医院实际占用床日数÷医生数÷365

平均住院日＝出院者占用床日数÷出院人数

病床使用率＝实际占用总床日数÷实际开放总床日数

药品周转天数＝药品总购进数量÷药品日平均销售数量

在把握新医改政策影响的前提下,以 2009 年作为时间节点,将研究期划分为 2006~2008 年(医改前)、2009 年(医改中)与 2010~2012 年(医改后)3 个时段,根据有明显变化的数据指标来分析医院新医改前后的运行发展现况。

　　为了更为详细地分析不同收入地区及不同规模医院的区别,本书对医院所处县域居民的收入水平进行了分类,按照三等分原则,依据县域农村居民人均纯收入水平进行分类,分为高收入地区、中收入地区及低收入地区;对医院规模同样采用三等分原则,依据医院实际开放床位数,分为大规模医院、中等规模医院及小规模医院,其中中医院与综合性医院分开进行。

(三)医院医疗服务效率的测算方法

　　如前文所述,目前测算医疗服务效率最常用的方法是生产前沿分析方法。通过对相关测算方法的综述与分析,本书确定采用 DEA 的效率测算方法以实现评价目的。为了更准确地评估县级公立医院效率的动态变化过程,本书引入 Malmquist 生产效率指数,利用 DEA 的相关模型对县级公立医院的效率进行静态分析,利用 Malmquist 生产效率指数对县级公立医院生产效率的动态变化过程进行把握。

1.医院效率测算指标的选取

　　根据专业理论及实践经验,结合研究目的以及指标对评价结果的影响,医疗卫生服务效率评价指标的选取需按照以下原则进行:

　　(1)目的性原则。选取评价指标要考虑是否能够实现评价目的,对评价目的有较大影响的指标都应包括在内,这样便于明确具体的努力方向和采取有针对性的措施。

　　(2)科学性原则。定义、统计口径以及计算方法等方面都必须有严格的科学依据,遵循科学的研究方法,才能够反映被评价对象的主要信息和核心内容。尽量使用客观方法来选择指标,在必要时可以选择多组指标组合进行评价,再对评价结果进行综合考虑,以得到科学准确结论。

　　(3)可行性原则。在选取过程中要考虑指标在测算过程中的现实可行性,所选择的指标应当便于收集和分析,而且信息真实可靠。无法获取的指标,尽可能地采取类似指标代替。要考虑数据收集以及处理过程中所遇到的困难。指标应当是可以量化和标准化的,从而增加指标体系的可操作性。

(4)全面性原则。所选指标需要充分反映医院的各项信息,不必面面俱到,但要覆盖主要信息,应当可以反映被评价医院的主要信息和核心内容。医院既是公益性、福利性的事业单位,又是经营性的经济实体,因此在指标选择时要兼顾社会效益与经济效率。

2.医院效率测算指标的选取方法

在对医院医疗服务生产效率测量指标进行分析与总结之前,需要确定医院生产效率的构成要素,即医院医疗服务投入与医疗服务产出。

如前所述,生产要素指进行物质及物质生产所需要的一切要素及其环境条件。当前对于生产要素的分类更多地是从人、财、物等方面进行阐述,对于医疗机构而言,生产要素的投入多表现为物质资源投入、人力资源投入以及财力资源投入。医疗服务产出不像物质产品产出那样集中表现为产量和产值的统一性与多元性,而是分别显示为多方面的产出。鉴于医院的生产性质及县级公立医院的地位及功能特点,本书的医疗服务产出出现表现为门(急)诊服务产出与住院医疗服务产出。

(1)使用的投入—产出指标。现有文献对于投入—产出指标的选择大多建立在文献综述的基础上,少数利用定量数学模型的分析也仅限于截面数据。本书采用的是面板数据。相关研究表明,对于面板数据的聚类分析可以采用对每一指标在时间维度上取均值并将其抽象为某一特定时间的情形,以消去时间维度,退化为截面数据,但该种方法容易导致信息缺失和存在隐形假设的缺陷,且在本书中,由于山东省县级公立医院7年内数据指标的变化可能不是同方向的,所以采取这种方法容易导致不准确甚至是错误的结论。有学者通过实证研究指出,在DEA分析—产出指标数量越多,分析结果的区分度越低,且投入或产出之间的相关度越低,指标数量对区分度的影响越大,因此,本书在文献总结的基础上,结合专业领域内的专家意见,初步筛选确定效率测量及评价所需要的指标(见表4-2)。

表 4-2　　山东省县级公立医院效率评价投入—产出指标

分类	指标	指标解释
投入指标	在职职工数	执业医师、执业助理医师、注册护士、药师（士）、检验技师（士）、影像技师、卫生监督员和见习医（药、护、技）师（士）等卫生专业人员
	实际开放床位	年末实际开放的床位数
	固定资产总值	医院持有的预计使用年限在 1 年以上、单位价值在规定标准以上、在使用过程中基本保持原有物质形态的有形资产
	总支出	医院在医疗服务过程中发生的各项费用和摊入的间接费用，包括在开展医疗业务活动中的工资、工会经费、器材消耗、固定资产折旧、正常维修费用、租赁费、各业务科室管理人员的费用等
产出指标	门（急）诊人次数	患者来院就诊的门诊、急诊人次
	出院者人数	所有住院后出院的人数，包括出院病人数，正常分娩，未产出院，住院经检查无病出院、未治出院及健康人进行人工流产或绝育手术后正常出院者
	出院者平均住院日	出院者占用总床日数与出院人数的比值
	总收入	单位为开展业务及其他活动依法取得的非偿还性资金，包括医疗收入、财政补助收入、科教项目收入、上级补助收入、其他收入

（2）投入—产出指标的相关性分析。从生产集的角度考虑，DEA 模型的投入指标 X 和产出指标 Y 应大致满足以下关系：X 能生产 Y，Y 是由 X 生产出来的。因此，投入与产出指标之间存在相关关系。本书对所筛选的投入—产出指标进行相关性分析，根据分析结果确定最终的投入—产出指标。将面板数据进行截面数据的转化，然后对新生成的截面数据作相关性分析，主要结果如表 4-3 所示。

表 4-3　　　　　　　　　投入—产出指标相关性分析结果

项目		职工数	实际开放床位	专业设备	支出合计
职工数	Pearson 相关性	1.000			
实际开放床位	Pearson 相关性	0.780**	1.000		
固定资产总值	Pearson 相关性	0.684**	0.709**	1.000	
支出合计	Pearson 相关性	0.786**	0.814**	0.758**	1.000
门(急)诊人次	Pearson 相关性	0.696**	0.701**	0.662**	0.809**
出院人数	Pearson 相关性	0.745**	0.844**	0.661**	0.789**
出院者人均住院日	Pearson 相关性	−0.107**	−0.138**	−0.065*	−0.033
收入合计	Pearson 相关性	0.783**	0.819**	0.749**	0.995**

项目		门(急)诊人次	出院人数	出院者人均住院日	收入合计
职工数	Pearson 相关性				
实际开放床位	Pearson 相关性				
固定资产总值	Pearson 相关性				
支出合计	Pearson 相关性				
门(急)诊人次	Pearson 相关性	1.000			
出院人数	Pearson 相关性	0.689**	1.000		
出院者人均住院日	Pearson 相关性	−0.048	−0.302**	1.000	
收入合计	Pearson 相关性	0.811**	0.799**	−0.041	1.000

注：** 表示在 0.01 水平(双侧)上显著相关；* 表示在 0.05 水平(双侧)上显著相关。

相关性结果显示,初选的投入指标与产出指标均存在显著相关关系,但是值得注意的是,产出指标具有方向性,即产出指标在衡量医院效率时均为越大越好,而出院者人均住院日却应该在一定范围内越小越好,这跟相关分析中该指标与各投入指标呈负相关的结果保持一致,这种情况下若直接带入运算可能会对结果造成影响。然而,由于目前国内能够衡量医院医疗质量的指标不多,而人均住院日作为其中之一不应随意去掉,根据上述情况,本书将平均住院日取倒数后再带入运算。此外,在效率实际应用中,医院提供的医疗服务数量作为产出指标不是医院决策者所能直接决定的,虽然可以通过提高服务质量等方式吸引患者就医,因此,在具体的效率分析中要对该类指标进行进一步的处理。由于产出指标的不可控性,如何采用正确有效的模型来实现效率值的计算显得尤为重要。

3. 医院效率的测量维度及具体的测量方法

按照前面所述,在确定了测量指标及测量方法后,本书开始进入医院效率测量阶段。所选取的投入—产出指标的特殊性决定了本书所采取测量的维度及测量模型。为了更进一步地区分效率值,本书引入超效率模型 SBM(见表 4-4)。

表 4-4　　　　　测量的维度及具体的测量方法

研究内容	研究方法
医院总效率(TE)	采用 DEA-CCR 模型及超效率模型,得到标准总效率值、效率超效率值
医院纯技术效率(PTE)	采用 DEA-BCC 模型及超效率模型,得到标准技术效率值及纯技术效率超效率值
医院规模效率(SE)	采用 DEA-BCC 模型及超效率模型,得到规模效率值、规模报酬变化情况以及规模效率超效率值
医院全要素生产率变动(TFPC)	采用基于规模报酬不变假设下的 Malmquist Productivity Index,得到全要素生产率变动指数

续表

研究内容	研究方法
医院技术进步变动情况（TC）	采用基于规模报酬不变假设下的 Malmquist Productivity Index，得到技术进步变动指数
医院技术效率变动情况（EC）	采用基于规模报酬可变假设下的 Malmquist Productivity Index，得到技术效率变动指数
规模效率变动情况（SEC）	采用基于规模报酬可变假设下的 Malmquist Productivity Index，得到规模效率变动指数

（四）县级公立医院效率影响因素分析

如第三章中关于县级公立医院效率影响因素研究的相关表述，通过三部分来对山东省县级公立医院效率的影响因素进行分析。

1. 医院效率影响因素指标体系的构建

除了考虑第三章中指出的构建模型所需要注意的内容外，通过对相关研究的分析，结合研究目的以及山东省县级公立医院运行所面临的现状，在组织变革理论的指导下，本书构建县级公立医院效率影响因素指标体系。为了评估新医改对医院效率变化的影响，我们引入时间虚拟变量，其中需要设置哑变量。设定虚拟变量 X_2 为政策效应，$X_2 = 0$ 为改革前（2006～2008 年），$X_2 = 1$ 为改革后（2010～2012 年）。哑变量是将非数量的品质因素影响加以量化描述的一种假设的变量，通过它，我们可以构造不同时期可能具有的不同截距以及解释变量与哑变量的交叉项，以反映同一变量在不同时段对效率影响的不同（见表 4-5）。

表 4-5　　　　　　　县级公立医院效率影响因素指标体系

分类	自变量	与解释变量关系的探讨
院外因素	经济地域差异（X1）	依据需求价格理论，经济发展水平的提高会促进需求，促使医院提高效率，本书的地域分区建立在积极发展水平上，故将地域分区纳入影响因素体系
	政策效应（X2）	根据市场失灵理论，政府干预的目的是纠正医疗市场上的失灵行为，提高效率，研究认为医改政策会促进医院效率的提高，其中 2009 年以前为医改前阶段，2009 年以后为医改后阶段
	人口数（X3）	根据需求供给理论，人口的增加会刺激需求，从而会对医院的供给行为带来影响，研究认为人口数量的增加会促进医院效率的提高
院内因素	平均门诊医疗费用（X4）	医疗费用水平影响患者需求，本书认为医院医疗费用越高，出现资源设备闲置的现象越多，从而医院效率降低
	平均住院医疗费用（X5）	同上
	实际开放床位（X6）	规模经济理论指出，不是医院的规模越大越好，本书认为医院实际开放床位的数量对效率有影响
	职工总数（X7）	同上
	平均住院日（X8）	本书将平均住院日归为质量指标，认为平均住院日越长的医院，效率越低
	药品收入占业务收入的比例（X9）	本书认为，过度依赖于药品收入会降低医院的效率。委托代理理论指出，由于医患双方信息不对称性，医生可能会出具大处方，提高医疗费用，增加患者负担，影响就医需求，从而对效率造成影响

续表

分类	自变量	与解释变量关系的探讨
院内因素	年人均工资 (X10)	根据 X 理论以及激励相关理论,医生的行为对医院的产出有重要作用,本书利用年人均工资代表医院给予其员工的激励,来分析员工激励对于整个医院的效率的影响,认为年人均工资高的医院运行效率相对较高
	资产负债率 (X11)	资产负债率高可能会使医院出现运营困难,从而影响医院的运行效率
	资产收益率 (X12)	医院有资金密集型特点,但是否资产收益率越高医院效率越高值得探讨

2. 面板 Tobit 回归

基于前面的阐述,本书采用随机效应面板 Tobit 模型,将医院的效率取值作为因变量,将可能影响效率的因素作为自变量,引入模型并进行分解。

以技术效率影响因素分析模型为例。

$$\text{TEF}_{it} = \beta_1 X_{1,t} + \beta_2 X_{2,t} + \cdots + \beta_{12} X_{n,t} + \varepsilon_{it} \tag{4-1}$$

其中,TEF_{it} 为第 i 家医院第 t 年的技术效率值;$\beta_i (i=1,2,\cdots,12)$ 为带估计参数向量;X_n 为影响因素指标;$t = 2006, 2007, \cdots, 2012$。

3. 固定效应面板回归模型

由于 Tobit 面板回归是基于随机效应所构建的模型,为了更为准确地分析医院效率的影响因素,本书纳入固定效应面板回归模型。固定效应模型建立的初衷是检验那些随时间变化的变量对因变量的影响,而那些不随时间变化而变化的变量被排斥在该模型之外,并将两类型模型的结果进行比较分析。由于本书的结果是建立在研究对象同质的基础上的,即假设样本医院的投入和医院产出的质量具有同质性,因此,利用固定效应模型对医院效率影响因素进行探讨是科学合理的。且本书纳入超效率模型,得出的超效率值不存在效率值的结尾问题,因此无须采用专门的处理结尾数据的 Tobit 回归模型。本书将医院的效率取值作为因变量,将可能影响效率的因素作为自变量,引入固定效应模型并进行分解。具体构建的模型如下所示(以总技术效率为例):

$$STEF_{it} = \alpha_1 X_{1,t} + \alpha_2 X_{2,t} + \cdots + \alpha_n X_{n,t} + \varepsilon_{it} \qquad (4-2)$$

其中,$STEF_{it}$ 为第 i 家医院第 t 年的技术效率超效率值;$\alpha_i (i = 1,2,\cdots,12)$ 为带估计参数向量;X_n 为影响因素指标,$t = 2006,2007,\cdots,2012$。

(五)县级公立医院全要素生产率收敛性分析

按照收敛性理论分析,本书对山东省不同县域医院的全要素生产率变动收敛情况进行检验,主要采用 σ 收敛分析、绝对收敛与条件收敛 3 种方式。

五、小结

本书选取山东省 132 家县级综合医院作为研究对象,相关资料数据主要来源于山东省卫生厅卫生信息统计中心、山东省《山东省卫生统计年鉴》及《中国统计年鉴》等。

本书主要运用 SPSS20.0、MaxDEA、DEAP2.1 以及 STATA11.0 等软件对数据进行描述性分析、相关分析以及 DEA 效率的计算与 Tobit 回归分析、收敛性检验等。

本书在数据包络分析方法的指标筛选原则指导下,综合利用文献优选、相关分析等方法确定投入—产出指标,进而运用 DEA 及其相关模型对山东省县级公立医院的运行效率进行测量和评价。其中 DEA-CCR 模型用于县级公立医院综合技术效率的测量,DEA-BCC 模型则用于探索医院的纯技术效率及规模效率,DEA-Malmquist 指数主要用于测量和分析县级公立医院在 2006～2012 年间的动态效率。

本书运用的统计分析方法主要包括描述性统计分析、单因素分析和Tobit回归以及固定面板数据回归。其中，描述性统计分析主要用于县级公立医院的经济运行及投入—产出指标的变化情况；卡方检验、非参数检验主要用于分析不同收入地区、不同规模及新医改前后医院医疗服务效率是否具有统计学差异；Tobit回归主要用于探讨山东省县级公立医院效率的影响因素，固定效应面板回归主要用于分析县级公立医院全要素生产率的收敛性。

第五章　样本医院投入产出和生产效率分析

在本章中，我们首先描述山东省县区的基本情况，了解县级公立医院运行的经济及社会大环境。其次，从投入及产出的角度对山东省县级公立医院的基本情况进行描述性分析。其中投入主要从医院的资源配置角度出发，包括医院的人员、床位及其他设备的配置情况等，而产出则依据经济效益与社会效益相结合的原则从医院的经济运行结果（包括收支结构的变化以及资产运营情况）和医院的服务情况（包括医院的服务数量及服务费用等）的角度出发进行分析。再次，在投入产出分析的基础上，利用比率分析法对山东省县级公立医院生产效率的基本情况进行总体剖析，了解山东省县级公立医院2006年以来生产效率的总体变化情况。本书中的描述性研究是将已经收集到的资料按照不同地区、不同时间等特征进行分组，把事件的分布情况真实的描绘叙述出来，而比率分析法是利用一系列投入指标与产出指标的比值来衡量医院生产效率的方法。

在数据分析过程中，本章对同一地区医院2006～2012年的数据进行趋势分析，了解山东省县级公立医院2006年以来的基本情况，并对样本中不同类型县级公立医院的投入产出及生产效率分别进行分析。在具体的分组分析中，按经济发展水平对山东省的县域进行经济分区，将各县的农村居民人均纯收入按照三等分原则分为三类，将收入最高的县所在地区划分为高收入地区，其次为中收入地区，收入水平最低的县所在区域为低收入地区。

一、县区社会经济及卫生投入情况

山东是中国的经济第三大省、人口第二大省、温带水果之乡,国内生产总值列全国第三位,占全国国内生产总值(GDP)总量的 1/9。2014 年,山东前三季度 GDP 迈入 4 万亿元大关,仅次于广东和江苏。截至 2018 年 12 月,山东省有 17 个地级市,包括 137 个县级行政区域。为了满足居民日益增长的卫生服务需求,山东省积极响应国家政策号召,制定适合自身的相关卫生政策,医疗财政投入力求逐渐增加并得到合理利用,医疗保障制度力求不断完善。如表 5-1 所示,自 2006 年以来,山东省投入的卫生总费用逐年增加,特别是 2009 年实施新医改以来,增长幅度有所加速,占 GDP 的比重也逐年增高。以新农合参保为例的医疗保险也日趋完善,覆盖范围超过 99%。而与此同时,个人现金卫生支出虽然总额逐年增高,但是占卫生总费用的比例逐年降低。

表 5-1 山东省卫生服务投入及医保现状

年度	卫生总费用(亿元)	政府卫生支出(亿元,%)	社会卫生支出(亿元,%)	个人现金卫生支出(亿元,%)	人均卫生总费用(元)	卫生总费用占 GDP 比重(%)	新农合参保比例*(%)
2006	650.10	108.89 (16.75)	219.95 (33.83)	321.26 (49.42)	698	2.94	88.46
2007	801.02	148.01 (18.48)	272.91 (34.07)	380.10 (47.45)	855	3.08	90.31
2008	987.17	193.19 (19.57)	359.72 (36.44)	434.26 (43.99)	1048	3.18	96.98
2009	1163.20	254.02 (21.84)	428.68 (36.85)	480.51 (41.31)	1228	3.43	98.61
2010	1345.30	327.40 (24.34)	497.02 (36.95)	520.88 (38.72)	1403	3.43	99.60
2011	1648.65	425.10 (25.78)	616.02 (37.37)	607.53 (36.85)	1711	3.63	—

注:* 数据来自山东省卫生信息统计中心。

二、样本医院资源配置现状分析

本书从人力资源、床位资源及设备资源的角度对样本医院的医疗资源及其利用现状进行分析，以了解 2006～2012 年间样本医院的资源配置变化情况。

(一)人力资源情况

2006～2012 年，山东省县级公立医院的人员数总体呈上升状态。在人力资源总量分布的综合性医院的人员数量中，医技人员数的增长趋势与职工总数的增长趋势保持一致，但其医技人员数的增长速度明显低于在职职工总数的增长速度(见图 5-1)。

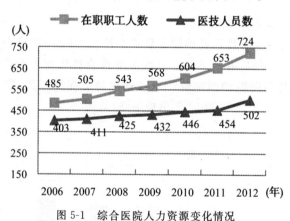

图 5-1　综合医院人力资源变化情况

(二)床位资源情况

通过统计分析可以发现，山东省县级公立医院的床位数在 2006～2012 年间呈增长趋势。其中，综合性医院的实际开放床位数增幅显著，特别是 2009 年以后，实际开放床位的数量增加幅度加快。而与此对应的编制床位数却增幅缓慢，与实际开放床位之间的差距逐渐增大(见图 5-2)。

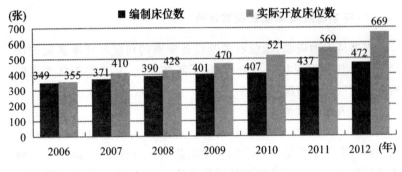

图 5-2 综合医院床位数量变化情况

(三)设备资源情况

县级公立综合性医院的固定资产总值在 2006～2011 年间逐年增加,在 2012 年后有所下降。县级公立综合性医院专业设备总值的变化趋势与医院的固定资产总值变化趋势保持一致,即 2006～2011 年间成增长趋势,2012 年出现下降(见图 5-3)。

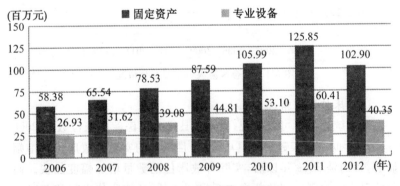

图 5-3 综合性医院设备变化情况

三、医院经营收支现状

（一）医院收入及结构变化情况

2006～2012 年,山东省县级公立医院的总收入、医疗收入、药品收入的绝对值总体呈上升趋势。具体来说,对于县级公立综合性医院,除财政收入外,其他各项收入的增长率在 2009 年出现最低值,但财政收入在 2009 年出现近 8 年来的高峰值,为 72.27%(见表 5-2)。

表 5-2　　　　山东省县级公立医院收入变动情况

年度	综合性医院				
	总收入(万元)	医疗 收入(万元)	药品 收入(万元)	财政 收入(万元)	其他 收入(万元)
2006	4970.76	2556.31	2124.33	163.29	126.83
2007	6358.96 (27.93)	3235.56 (26.57)	2756.66 (29.77)	6358.96 (42.44)	3235.56 (5.75)
2008	8462.25 (33.08)	4218.78 (30.39)	3755.61 (36.24)	323.46 (39.06)	164.39 (22.56)
2009	10324.38 (22.01)	5001.48 (18.55)	4595.28 (22.36)	557.23 (72.27)	170.39 (3.65)
2010	12907.2 (25.02)	6269.12 (25.35)	5780.55 (25.79)	653.68 (17.31)	203.85 (19.64)
2011	16730.58 (29.62)	8281.74 (32.1)	7293.77 (26.18)	908.81 (39.03)	246.27 (20.81)
2012	20352.73 (21.65)	10369.45 (25.21)	8805.63 (20.73)	952.03 (4.76)	225.62 (−8.38)

注:括号内为县级公立医院收入环比增长率(%),下同。

尽管山东省县级公立医院的各项收入指标呈现上升的趋势,但各收入项目所占的比例有所波动。通过分析可以发现,医疗收入及药品收入是医院收入的主要来源,而财政收入所占比例较低。值得注意的是,综合性医院的院均医疗收入在 2006～2009 年间呈递减趋势,但是 2009 年之后比例开始增加,药品收入的比例则相反。2006～2010 年,药品收入所占比例从 42.74% 上升到44.79%,但是之后开始出现下降趋势,到 2012 年,药品收入占总收入的比例为 43.27%。与此同时,综合性医院的财政收入所占比例一直呈现递增趋势,特别是2008～2009 年,财政收入所占比例增加显著(见图 5-4)。

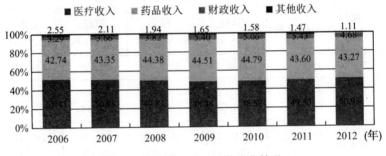

图 5-4　综合性医院收结构变化情况

(二)医院支出及结构变化情况

与收入相对应,县级公立医院支出也总体呈上升趋势,各项支出的环比增长情况与收入趋势相似。2009 年,除财政支出外,其他各项支出增长最缓慢,而财政支出在 2009 年前后增长最快。由于统计制度的改变,2012 年的支出结构中无法剥离出药品支出,因此仅分析 2006～2011 年的支出变化情况(见表 5-3)。

表 5-3　　　　　　山东省县级公立医院支出变化情况

年度	综合性医院				
	总支出(万元)	医疗支出(万元)	药品支出(万元)	财政支出(万元)	其他支出(万元)
2006	4798.81	2959.55	1762.82	27.77	48.52
2007	6121.69 (27.57)	3662.13 (23.74)	2349.30 (33.27)	51.06 (83.85)	59.20 (22.01)
2008	8142.21 (33.01)	4759.76 (29.97)	3229.93 (37.48)	87.61 (71.58)	64.91 (9.64)
2009	9751.58 (19.77)	5507.31 (15.71)	3931.15 (21.71)	234.32 (167.46)	78.81 (21.41)
2010	12197.38 (25.08)	6858.62 (24.54)	4955.33 (26.05)	285 (21.63)	98.43 (24.9)
2011	16025.71 (31.39)	8923.41 (30.11)	6468.2 (30.53)	457.86 (60.65)	176.24 (79.05)

　　山东省县级公立医院的各项支出指标呈现上升的趋势,但各支出项目所占的比例有所波动。通过分析可以发现,医疗支出及药品支出是医院支出的主要来源,而财政支出所占比例较低。值得注意的是,综合性医院的院均医疗支出在 2006～2011 年间呈递减趋势,特别是 2008～2009 年间减速显著,但是药品支出的比例则相反。2006～2010 年,药品支出所占比例从 36.73% 上升到40.63%,但是2011 年药品支出占总支出的比例有所下降,下降为 40.36%。与此同时,综合性医院的财政支出所占比例一直呈现递增趋势,特别是2008～2009 年,财政支出所占比例增加显著(见图 5-5)。

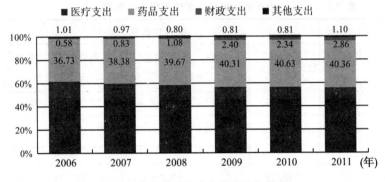

图 5-5　综合性医院支出结构变化情况

（三）医院收支结余变化情况

通过对医院的收支结余进行统计分析发现,县级公立医院的总收支结余总体上呈现逐年增长的趋势,医院的医疗收支结余均为负值,而药品收支结余以及财政收支结余均为正值,且呈现增长趋势,其中药品收支结余的数额最大(见表 5-4)。

表 5-4　　　　山东省县级公立医院收支结余基本情况

综合性医院	2006 年	2007 年	2008 年	2009 年	2010 年	2011 年
总收支结余(万元)	171.94	237.27	320.04	572.79	709.82	704.88
医疗收支结余(万元)	−403.24	−426.57	−540.98	−505.83	−589.49	−641.67
药品收支结余(万元)	361.51	407.37	525.68	664.13	825.21	825.58
财政收支结余(万元)	135.52	181.54	235.85	322.91	368.67	450.94
其他收支结余(万元)	78.31	74.93	99.48	91.58	105.42	70.02

（四）医院资产运营情况

医院的资产管理水平反映医院对于资金的规划能力。由于县级公立医院属于非营利医院,其资金不能用于分红,只能用于医院的扩大再生产,因此,医院的资金管理水平,不仅涉及医院的财务安全,更影响和反映医院的生存发展能力。

　　对山东省县级公立综合性医院的资产运营情况进行分析发现,2006～2011 年,综合性医院的各资产运营指标总体呈现上升趋势。具体来说,资产周转率由 33.55％上升到 84.45％,资产负债率则由32.36％上升到 50.42％;而医院的资产速度比率与流动比例则呈波动状态,在 2008 年前呈下降状态,而 2008～2011 年间呈上升趋势,在 2012 年则有所下降(见图 5-6)。

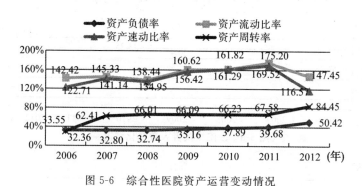

图 5-6　综合性医院资产运营变动情况

四、样本医院服务情况

(一)医疗服务量变化情况

　　山东省县级公立综合性医院的门(急)诊人次数在 2006～2012年间呈现递增趋势。医院的出院者人数也在研究期间内亦呈现上升趋势,综合性医院的出院者人数增加幅度比中医院显著,从 1.278万人上升到 3.068 万人。出院者人均住院日是反映医院服务数量与质量的综合指标。2006～2012 年,山东省县级公立医院的人均住院日未呈现理想的递减趋势,综合性医院的人均住院日的波动幅度较小,分别在 2006～2007 年、2009～2010 年以及 2011～2012 年出现轻微下降趋势(见图 5-7 至图 5-9)。

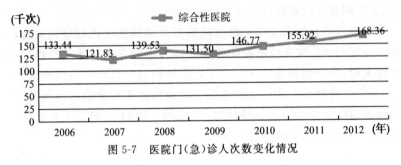

图 5-7 医院门(急)诊人次数变化情况

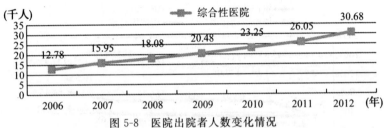

图 5-8 医院出院者人数变化情况

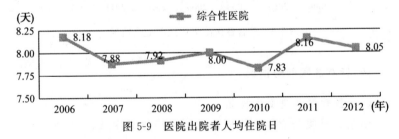

图 5-9 医院出院者人均住院日

(二)医疗服务费用变化情况

山东省县级公立综合性医院的各项服务费用在 2006~2012 年间均呈现上升趋势。具体来说,综合性医院的人均门诊费用从 133.44 元上升到 168.36 元,其人均住院费用则从 2385.24 元上升到 4625.37 元,而每床日医疗费用则从 287.38 元上升到 581.88 元(见图 5-10 至图 5-12)。

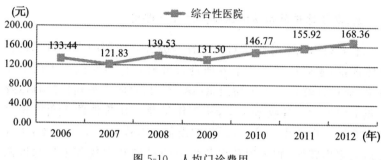

图 5-10　人均门诊费用

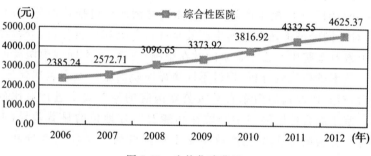

图 5-11　人均住院费用

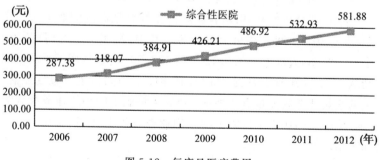

图 5-12　每床日医疗费用

五、基于比率分析法的医院生产效率评价

本书利用比率分析法对山东省县级公立医院的生产效率进行总体评价,主要从以下几个方面进行分析:第一,医院职工的工作效率,通过计算每职工平均门急(诊)人次、每职工平均住院日以及每职工的平均业务收入水平,从工作量及工作价值两个角度来反映医院的工作效率。第二,医院的设备及医疗资源运行效率,主要包括病床周转率、病床周转次数以及药品周转次数等来反映医院对于自身设备及资源的利用情况。首先,对山东省县级公立医院2006~2012年医院生产效率的总体变化情况进行描述性分析;其次,对不同经济地区医院的生产效率进行分类和比较分析,分析经济因素对医院生产效率带来的潜在影响;再次,对不同规模医院的生产效率进行比较分析,探讨不同规模医院的生产效率表现差异;最后,对新医改前后山东省县级公立医院的生产效率进行对比分析。鉴于综合性医院与中医院在功能及医疗地位的显著差异,本书对于县级公立医院生产效率基本情况的研究是将两者分开进行的。

(一)2006~2012 年医院生产效率总体变化情况

经过统计分析发现,山东省县级公立综合性医院的职工生产率在 2006~2012 年间总体呈上升趋势。其中,每职工平均门(急)诊人次从 322.26 人次上升到 2012 年的 472.58 人次;每职工平均住院日则从 199.33 床日上升到 2012 年的 317.82 床日,上升幅度显著;医生的平均业务收入也有所增加,2006 年每职工的平均业务收入为10.94 万元,而 2012 年每职工的人均业务收入上升到 25.98 万元,增加 1 倍多。

此外,医院的设备及医疗资源运行效率也在 2006~2012 年间发生显著变化。综合性医院的病床使用在 2006~2011 年间呈显著上升趋势,从 62.98% 上升到 103.92%,2012 年降低至 94.02%;病床周转次数由 35.22 次上升到 44.27 次,2012 年略微下降至43.71

次;药品的周转天数则出现波动,2007~2008 年由76.11天降低为62.64天,而 2008~2010 年则一直处于上升趋势,由62.64天上升至73.84天,2010 年后开始下降,至 2012 年,综合性医院的药品周转天数降至43.74天(见表 5-5)。

(二)2006~2012 年不同收入水平地区医院生产效率变化情况

基于经济因素对医院效率的影响,本书对不同收入水平地区的县级公立医院服务效率进行比较和分析。

就山东省县级公立综合性医院而言,每职工平均门(急)诊人次随着地区经济水平的提高而增加,即高收入地区综合性医院职工的人均门(急)诊人次高于低收入地区,但是 2009 年以后,不同经济地区的职工人均门(急)诊人次差距不再具有统计学意义。就每职工平均住院日而言,不同收入地区医院之间并不存在显著性差异。每职工平均业务收入在 2009 年之前不同收入地区医院之间存在显著性差异,高收入地区综合性医院职工的人均业务收入水平显著高于低收入地区。

就综合性医院的设备及医疗资源运行效率而言,不同收入地区医院的病床使用率及药品周转天数无显著性差异,但是病床周转次数则有较大差异,高收入地区的病床周转次数低于中收入及低收入地区(见表 5-6)。

(三)不同规模县级公立医院 2006~2012 年间的生产效率变化情况

经济学理论中的规模不经济指出,经济单元随着生产规模扩大而边际效益下降,甚至成为负值,其原因可能是规模扩大导致内部结构复杂,消耗更多的内部资源,造成规模扩大本应带来的收益递减。本书对不同规模医院的职工工作效率及资源利用效率进行对比分析,为山东省县级公立医院的适宜规模探索提供依据。

表 5-5　　　　山东省县级公立医院 2006～2012 年服务效率比率分析结果

综合性医院	2006 年	2007 年	2008 年	2009 年	2010 年	2011 年	2012 年	χ^2
每职工平均门（急）诊人次（次）	322.26± 143.42	354.36± 161.43	372.76± 162.27	423.5± 228.26	416.45± 189.5	489.89± 278.62	472.58± 216.79	67.296***
每职工平均住院日（床日）	199.33± 80.89	229.34± 86.41	239.4± 86.31	258.73± 101.05	274.26± 111.83	308.98± 125.23	317.82± 132.31	109.579***
每职工平均业务收入（万元）	10.94± 4.89	13.00± 5.26	15.2± 6.21	17.89± 7.49	20.44± 8.79	23.73± 9.5	25.98± 10.13	328.217***
病床使用率（%）	62.98± 76.25	85.24± 22.19	84.48± 19.02	87.11± 21.96	88.17± 24.72	103.92± 100.08	94.02± 19.09	77.262***
病床周转次数（次）	35.22± 11.42	39.76± 13.36	41.13± 17.46	41.98± 14.98	42.83± 15.87	44.27± 16.94	43.71± 15	33.511***
药品周转天数（天）	—	76.11± 74.56	62.64± 60.58	69.7± 74.05	73.84± 82.34	63.24± 67.8	43.74± 56.18	47.523***

注：统计数据由均值、标准差组成；*、**、***分别表示 1%、0.5%、0.1% 的检验水平，下同。

表5-6 山东省县级公立综合性医院2006~2012年不同收入水平地区医院生产效率基本情况

项目		2006年	2007年	2008年	2009年	2010年	2011年	2012年	χ^2
每职工平均门(急)诊人次(次)	低收入	265.67±135.68	314.09±152.13	345.27±179.08	392.36±222.39	396.59±215.71	435.11±214.08	421.50±202.56	26.711***
	中收入	315.09±140.00	343.16±138.61	345.48±136.38	434.73±281.92	400.91±155.70	486.82±274.05	502.23±235.49	33.341***
	高收入	386.00±131.10	410.74±186.28	427.52±157.96	443.41±168.15	451.86±191.57	547.75±330.24	494.00±206.53	16.989***
	χ^2	15.645***	9.397***	11.055***	4.884*	4.861*	4.639*	4.740*	
每职工平均住院床日(床日)	低收入	191.09±75.42	228.59±84.93	243.61±84.68	273.41±100.81	288.57±104.30	313.32±112.43	320.14±104.20	61.283***
	中收入	200.95±77.77	232.44±74.02	230.09±65.09	245.2±76.15	265.59±84.87	310.11±122.89	332.77±120.53	50.481***
	高收入	205.95±89.92	239.32±100.57	244.50±105.61	257.59±121.40	268.61±140.35	303.52±141.35	300.55±165.55	14.788**
	χ^2	1.212	1.086	0.682	1.288	1.083	0.404	4.252	

续表

项目		2006年	2007年	2008年	2009年	2010年	2011年	2012年	χ^2
每职工平均业务收入(元)	低收入	9.25±3.60	11.51±4.32	13.51±5.21	16.53±6.80	19.21±8.30	21.78±7.85	24.56±7.64	136.750***
	中收入	10.43±3.94	12.55±3.99	14.07±4.40	16.35±4.90	18.92±5.85	22.81±8.08	26.02±9.68	139.665***
	高收入	13.15±6.01	15.86±6.51	18.02±7.64	20.79±9.36	23.21±10.99	26.60±11.61	27.36±12.52	69.784***
	χ^2	10.063***	11.083***	9.765***	7.819**	4.774*	4.473	0.718	
病床使用率(%)	低收入	77.04±16.86	87.00±17.10	84.95±17.60	89.18±19.04	86.61±21.08	99.93±26.33	96.43±13.46	41.709***
	中收入	76.89±16.77	86.93±21.23	84.41±15.22	87.59±20.88	93.75±26.37	121.98±169.26	95.93±22.45	34.163***
	高收入	78.27±22.93	83.66±27.87	84.09±23.68	84.55±25.67	84.16±25.89	89.86±24.80	89.68±19.90	11.498*
	χ^2	0.654	0.443	0.231	0.277	2.352	3.316	0.416	

续表

项目		2006 年	2007 年	2008 年	2009 年	2010 年	2011 年	2012 年	χ^2
病床周转次数（次）	低收入	41.65± 9.26	45.95± 11.35	44.84± 12.12	47.43± 13.09	45.98± 14.41	50.86± 17.61	48.98± 13.96	11.389*
	中收入	35.68± 9.80	41.38± 12.27	45.52± 21.95	43.64± 14.20	47.82± 15.36	45.07± 15.60	44.20± 12.70	20.138***
	高收入	28.48± 11.26	33.55± 11.98	33.02± 14.10	34.86± 15.02	34.70± 14.86	36.86± 14.83	37.95± 16.33	11.513*
	χ^2	27.903***	19.048***	20.177***	16.347***	17.099***	17.035***	13.836***	
药品周转天数（天）	低收入		58.09± 59.6	53.68± 47.01	65.36± 77.74	59.68± 63.21	47.86± 37.90	43.84± 62.11	11.774**
	中收入		81.56± 76.38	58.57± 55.39	75.5± 75.59	98.89± 107.42	73.43± 82.10	36.41± 21.19	21.423***
	高收入		96.45± 86.52	75.68± 75.03	68.25± 69.94	62.95± 64.43	68.43± 73.84	50.98± 72.10	24.640***
	χ^2		11.400***	3.921	1.251	2.102	4.872*	1.545	

根据表 5-7 显示,不同规模医院的每职工平均门(急)诊人次在 2006～2012 年间均呈递增趋势,但大规模医院的职工人均门(急)诊人次要高于中规模及小规模医院,而小规模医院要高于中规模医院;每职工平均住院床日也呈递增趋势,大规模医院职工的人均住院床日要高于中规模及小规模医院,中规模医院除 2012 年外,其余年份均高于小规模医院;不同规模综合性医院职工平均业务收入也呈增长趋势,且随着医院规模的扩大,医院职工的人均业务收入呈增长趋势。

医院的设备及其他资源的利用率在 2006～2012 年间也呈上升趋势。就医院的病床使用率而言,在 2012 年前,中规模医院的表现最优,小规模医院的表现最差,而 2010 年之后,大规模医院的病床使用率逐渐高于中规模及小规模医院;就医院的病床周转次数而言,大规模及中规模医院在 2006～2012 年间呈增长趋势,而小规模医院则增长不明显,在研究区间内,中等规模在各年的表现均最优,小规模医院的表现均最差;就医院的药品周转天数而言,不同规模医院在 2009 年之前大体呈递增趋势,而 2009 年以后呈递减趋势,在研究区间内,不同规模医院间的药品周转天数无显著差异。

(四)县级公立医院新医改前后生产效率的总体变化情况

本书的研究区间为 2006～2012 年。在该研究区间内,医疗卫生领域实施了一项重大改革,即 2009 年起实施的新医改。本书对新医改前后医院的服务效率变化基本情况进行分析,以观察县级公立医院对新医改政策的反应性。

总体来说,县级公立综合性医院职工的工作效率在医改后显著提高,职工的人均门(急)诊人次从350.00人次上升到459.64人次,平均住院床日则从222.87床日上升到300.35床日,职工的人均业务收入则从13.06万元上升到23.38万元;医疗设备及资源的利用率也显著提高,其中综合性医院的病床使用率从 82.38％上升到 95.37％,病床周转次数从38.71次增加到43.60次,而药品周转天数则由69.38天降低到60.28天(见表5-8)。

表 5-7　2006～2012 年山东省不同规模县级公立综合性医院生产效率基本情况

项目		2006 年	2007 年	2008 年	2009 年	2010 年	2011 年	2012 年	χ^2
每职工平均门(急)诊人次(次)	小规模	303.95±153.44	374.55±189.6	362.73±155.98	405.20±174.14	407.09±175.79	486.71±280.75	478.2±212.29	24.286***
	中规模	297.00±145.99	301.55±120.21	316.83±140.26	375.25±283.27	378.69±179.18	417.91±209.13	438.96±214.66	23.854***
	大规模	365.81±122.04	387±156.93	432.41±169.69	490.05±202.27	466.95±207	566.88±321.36	502.57±223.96	30.000***
	χ^2	7.451*	8.624**	12.533***	15.025***	6.472*	9.914**	2.818	
每职工平均住院床日(天)	小规模	143.6±61.46	160.77±59.31	169.89±70.36	185.98±87.06	197.98±93.92	225.33±96.92	236.27±83.52	46.668***
	中规模	194.56±63.95	235.57±68.6	246.29±51.66	257.64±57.15	284.58±70.77	334.25±109.17	330.96±97.06	83.641***
	大规模	259.84±71.56	291.68±75.47	301.26±75.41	332.59±96.25	344.93±116.17	370.67±121.68	391.12±159.2	38.895***
	χ^2	43.891***	51.660***	51.645***	46.165***	38.534***	34.927***	38.140***	

续表

项目		2006年	2007年	2008年	2009年	2010年	2011年	2012年	χ^2
每职工平均业务收入(元)	小规模	7.78± 2.95	9.28± 3.41	10.85± 3.88	12.83± 5.45	14.77± 6.48	17.46± 5.77	20.41± 7.03	118.564***
	中规模	10.34± 4.37	12.64± 3.45	14.54± 3.81	17.31± 5.56	20.3± 6.29	24.64± 9.42	26.38± 6.91	180.335***
	大规模	14.7± 4.47	17.09± 5.41	20.05± 6.41	23.53± 7.14	26.67± 9.2	29.35± 8.97	31.51± 12.57	118.965***
	χ^2	45.300***	48.046***	50.054***	46.844***	38.664***	38.746***	26.847***	
病床使用率(%)	小规模	66.33± 19.49	70.98± 22.09	72.24± 19.74	77.18± 27.93	77.51± 27.82	85.04± 26.29	84.89± 18.77	31.347***
	中规模	79.00± 15.58	90.75± 18.65	91.2± 15.02	94.66± 14.87	97.49± 19.85	106± 25.24	98.31± 16.75	55.395***
	大规模	87.35± 15.37	94± 18.61	90.48± 15.63	89.48± 17.4	89.62± 21.83	121.56± 170.75	99.19± 18.61	16.069**
	χ^2	25.891***	29.272***	27.831***	10.574***	14.209***	13.659***	13.880***	

续表

项目		2006 年	2007 年	2008 年	2009 年	2010 年	2011 年	2012 年	χ^2
病床周转次数（次）	小规模	29.93± 12.87	31.59± 15.19	35.29± 24.35	34.57± 16.37	34.67± 16.75	36.73± 17.93	37.20± 14.01	8.622
	中规模	39.11± 10.57	45.39± 9.95	46.00± 9.77	48.41± 11.43	49.22± 13.37	51.30± 16.88	47.16± 14.38	20.701***
	大规模	36.81± 8.32	42.30± 10.34	42.50± 12.84	42.95± 13.61	44.74± 13.8	44.95± 12.4	47.00± 14.68	15.778**
	χ^2	15.011***	25.139***	19.626***	18.642***	18.047***	19.908***	11.494***	
药品周转天数（天）	小规模		66.82± 54.41	67.51± 62.95	82.02± 86.02	77.42± 85.55	90.82± 101.76	45.51± 53.94	13.833**
	中规模		82.00± 82.14	55.22± 56.51	56.41± 60.08	79.71± 89.38	52.64± 40.43	47.13± 66.3	13.648**
	大规模		79.50± 84.22	64.50± 62.4	70.68± 73.2	63.71± 71.25	45.23± 23.49	38.21± 46.86	24.946***
	χ^2		0.012	0.441	1.639	0.313	4.835*	1.624	

表 5-8　山东省县级公立医院新医改前后生产效率总体情况

项目	效率指标	2006～2008 年	2010～2012 年	Z 值	P 值
综合性医院	每职工平均门(急)诊人次(次)	350.00±157.03	459.64±232.87	−7.444	<0.001
	每职工平均住院床日(床日)	222.87±86.08	300.35±124.53	−9.355	<0.001
	每职工平均业务收入(元)	13.06±5.74	23.38±9.74	−16.500	<0.001
	病床使用率(%)	82.38±20.36	95.37±60.72	−7.393	<0.001
	病床周转次数(次)	38.71±14.5	43.60±15.93	−4.507	<0.001
	药品周转天数(天)	69.38±68.14	60.28±70.54	−3.546	<0.001
中医院	每职工平均门(急)诊人次(次)	381.52±213.02	477.29±297.96	−4.628	<0.001
	每职工平均住院床日(床日)	177.82±88.59	250.19±117.97	−7.933	<0.001
	每职工平均业务收入(元)	9.18±52975.91	16.80±83758.41	−12.121	<0.001
	病床使用率(%)	81.06±266.06	79.02±22.5	−7.508	<0.001
	病床周转次数(次)	29.29±11.89	35.72±16.12	−5.521	<0.001
	药品周转天数(天)	90.69±78.36	65.7±64.29	−5.661	<0.001

六、小结

本章对山东省县级公立医院的投入产出及生产效率的基本情况进行了分析与总结,发现县级公立综合性医院的各项指标与中医院存在差异。

就投入方面,2006～2009 年山东省县级公立医院的资源配置总量整体呈上升趋势,其中人力资源、床位资源都显著上升。床位资源方面,县级公立综合性医院的实际开放床位数量大规模扩张,而编制床位则增幅缓慢,即实际开放床位与编制床位之间存在较大差距;医院的设备配备方面,县级公立综合性医院的固定资产总值有所增加。

而产出方面,2006～2012 年山东省县级公立医院的收入与支出及其构成项均呈现上升趋势,但各收入与支出项的上升幅度在研究区间内有波动,且各收入与支出项目的构成比也有所变动。其中医疗收入在 2006～2009 年间呈递减趋势,但 2009 年之后比例有所增加,药品收入的比例变动则与之相反,在 2009 年以后开始呈下降趋势。在此期间,财政收入占医院总收入的比例一直较低。与收入变动趋势相似,县医院的支出总量在增加,其中医疗支出与药品支出是其支出的主要来源,而财政支出所占比例较低。医疗收入、药品收入与其他收入在 2009 年的增长幅度最小,而财政支出在 2009 年前后的增长速度则最快;医院的医疗收支结余均为负值,而药品收支结余以及财政收支结余均为正值,且呈现增长趋势,其中药品收支结余的数额最大。就资产运营方面,2006～2012 年的山东省县级公立医院的资产周转率与资产负债率均呈增长趋势,而资产速动比率与资产流动比率则呈波动状态。

随着医疗资源总量的增加,山东省县级公立医院的医疗服务量也有所增加,而反映医院服务质量的出院者人均住院日则呈波动状态。医疗费用的作为影响医疗服务需求的重要因素,是研究医院效率的重要方面。研究结果显示山东省县级公立医院的各项服务费用,包括人均门诊费用、人均住院费用及每床日医疗费用在 2006～2012 年均呈现上升趋势。

本书对医院生产效率,包括职工的工作效率及设备与资源运行效率进行了简单的比率分析,结果显示山东省县级公立医院职工的工作效率在 2006～2012 年间均有所提高,与此对应的职工的人均业务收入也有所提高;医院设备及资源运行效率也呈显著提升趋势,特别是医院的病床使用率。对医院的生产效率作进一步的分层分析发现,不同收入地区及不同医院规模的医院生产效率表现不同。对于县级公立综合性医院而言,每职工的平均门(急)诊人次随着地区经济水平的提高而提高。而地区经济水平对于医院设备及资源的利用效率并无显著影响,但高收入地区的医院表现更优是趋势。就不同规模医院而言,大规模医院的职工工作效率要显著高于中规模及小规模医院;但就综合性医院的设备及资源运行效率而言,中等规模医院的表现最优。对医院生产效率进行新医改前后的对比分析发现,山东省县级公立医院职工的工作效率在医改后有显著的提高。此外,综合性医院的设备及资源利用率也在新医改后得到提升。

第六章 基于 DEA 的山东省县级
公立医院医疗服务效率评价

　　本章在了解医院的基本经济运行以及生产效率的基础上,利用数据包络方法对山东省县级公立综合性医院的总技术效率、纯技术效率与规模效率进行进一步的分析。数据包络分析是对具有多个投入和多个产出的决策单元相对效率的非参数统计分析方法,既可以评估各医院的相对相率,也可以确定低效率的来源,并指出医院在哪些方面投入过剩或产出不足,从而找出进一步改进效率的途径。

　　本章主要包括 7 个方面的内容:第一,对山东省县级公立医院在 2006～2012 年间的效率变动情况进行比较分析;第二,对不同收入地区县级公立医院各年的效率变动进行比较分析;第三,对不同规模医院在 2006～2012 年间各年的效率变动情况进行比较分析;第四,对新医改前后医院效率的变化情况进行比较分析;第五,对非有效医院在投入产出方面的不足或过量投入进行量化分析;第六,在前面分析的基础上对医院的最优规模进行估计;第七,在上述分析的基础上,对影响县医院效率的因素进行深入探讨;第八,根据分析和比较结果得出结论。

一、2006～2012 年县级公立医院 DEA 效率总体变化情况

　　山东省县级公立综合性医院的总技术效率在 2006～2012 年间呈显著上升趋势,特别是 2009 年以后上升幅度显著提升,由 0.8111 上升

到 0.8499；纯技术效率的变化趋势与总技术效率保持一致，由 2006 年的 0.7902 上升到 2012 年的 0.8704；与此同时，规模效率则呈下降趋势，由 2006 年的 0.9891 下降到 2012 年的 0.9774(见表 6-1)。

表 6-1   山东省县级公立医院 2006～2012 年 DEA 效率变化情况

综合性医院	2006 年	2007 年	2008 年	2009 年	2010 年	2011 年	2012 年	χ^2
总技术效率	0.7809	0.7922	0.7871	0.8111	0.8161	0.8319	0.8499	81.608***
纯技术效率	0.7902	0.8020	0.7987	0.8263	0.8334	0.8507	0.8704	99.022***
规模效率	0.9891	0.9888	0.9863	0.9823	0.9805	0.9790	0.9774	25.267***

二、不同收入地区县级公立医院效率变化情况

为了更好地分析不同经济水平对于当地医院发展的影响，本书对位于不同收入水平地区的医院进行比较分析，为不同经济水平地区医院的协调发展提供实证依据。表 6-2 展示了山东省不同经济水平地区县级公立综合性医院的效率分布情况。结果显示，对于综合性医院的总技术效率及纯技术效率而言，不同经济地区医院的效率呈上升趋势，但经济发展水平对医院效率的影响不显著，仅在 2010 年显示不同经济水平地区医院的效率表现有显著差异；但从统计数据看，高收入地区医院的效率水平最高。但就医院的规模效率而言，在 2006～2012 年间是有所下降的，且位于不同经济水平地区的医院之间有显著差异，特别是 2008 年以后，低收入地区医院的规模效率表现最好，其次为中等收入地区，而高收入地区医院的规模效率则表现最差(见表 6-2)。

表6-2　山东省不同收入地区县级公立综合性医院 2006～2012 年效率变化情况

项目		2006 年	2007 年	2008 年	2009 年	2010 年	2011 年	2012 年	χ^2
总技术效率	低收入	0.7847	0.8092	0.8017	0.8286	0.8005	0.8262	0.8461	19.016***
	中收入	0.7678	0.7802	0.7755	0.7998	0.8161	0.8206	0.8460	41.809***
	高收入	0.7901	0.7874	0.7841	0.8047	0.8317	0.8489	0.8577	36.861***
	χ^2	0.823	2.146	2.784	2.874	6.486**	2.894	0.143	
纯技术效率	低收入	0.7937	0.8170	0.8100	0.8394	0.8103	0.8350	0.8581	18.855***
	中收入	0.7770	0.7928	0.7865	0.8128	0.8325	0.8341	0.8689	45.671***
	高收入	0.7999	0.7962	0.7996	0.8267	0.8572	0.8829	0.8841	54.322***
	χ^2	1.350	1.418	2.368	1.970	10.332***	7.942**	1.635	
规模效率	低收入	0.9888	0.9912	0.9904	0.9880	0.9889	0.9900	0.9866	4.6915
	中收入	0.9897	0.9859	0.9871	0.9845	0.9809	0.9842	0.9750	19.2557***
	高收入	0.9888	0.9893	0.9815	0.9744	0.9716	0.9628	0.9706	23.7229***
	χ^2	5.659*	1.314	7.248***	10.632***	10.409***	11.448***	2.529	

三、不同规模县级公立医院效率变化情况

表 6-3 报告了在 2006～2012 年间山东省不同规模县级公立综合性医院的效率变化情况。结果显示,在研究期间不同规模医院的总技术效率及纯技术效率是呈上升趋势的,但不同规模医院间的差异在绝大部分年间不显著,仅在 2006 年及 2007 年显示小规模医院的总技术效率显著高于大规模及中规模医院。大规模医院的纯技术效率显著高于小规模及中规模医院,但在 2012 年,中规模医院的纯技术效率显著高于小规模及大规模医院。不同规模医院的规模效率在 2006～2012 年间总体变化幅度不明显,基本呈稳定状态,但是不同规模医院间的医院规模效率之间的差距具有显著性统计学意义,其中小规模医院的规模效率最高,其次为大规模医院,中等规模医院的规模效率最低。

四、新医改前后县级公立医院 DEA 效率变化情况

自 2009 年起实施的新医改,为改善居民健康,特别是基层居民健康发挥了重大的作用。本书对新医改前后县医院的效率进行比较分析,探讨新医改对医院运行带来的潜在影响,同样为政策的改进提供实证依据。由于山东省各县在 2009 年启动新医改的具体时间不统一,为了更好地观察政策作用,本书将样本分为两个时间节点:一个是 2006～2008 年,即医改前阶段;另一个是 2010～2012 年,即医改后阶段。

(一)新医改前后县级公立医院 DEA 效率变化情况

通过统计分析发现,在山东省,无论是县级公立综合性医院还是县级公立中医院,其总技术效率及纯技术效率均在新医改后有了较为显著的改善,其中综合性医院的技术效率及纯技术效率分别由 0.7867、0.7970 上升到 0.8327、0.8515,而规模效率则有一定程度的下降(见表 6-4)。

表 6-3　山东省不同规模县级公立综合性医院 2006～2012 年效率变化情况

项目		2006 年	2007 年	2008 年	2009 年	2010 年	2011 年	2012 年	χ^2
总技术效率	小规模	0.8007	0.8103	0.7935	0.8145	0.8126	0.8410	0.8530	21.522***
	中规模	0.7676	0.7793	0.7771	0.8151	0.8111	0.8278	0.8377	33.781***
	大规模	0.7737	0.7871	0.7896	0.8036	0.8253	0.8266	0.8597	33.979***
	χ^2	7.644**	6.801**	1.072	0.427	1.577	0.798	1.128	
纯技术效率	小规模	0.7716	0.7824	0.7801	0.8186	0.8158	0.8325	0.8415	19.880***
	中规模	0.7765	0.7937	0.7991	0.8214	0.8458	0.8553	0.8960	34.106***
	大规模	0.7902	0.8020	0.7987	0.8263	0.8334	0.8507	0.8704	54.471***
	χ^2	12.537***	11.020***	5.182*	1.770	3.190	3.574	8.371**	
规模效率	小规模	0.9949	0.9963	0.9964	0.9957	0.9943	0.9943	0.9957	10.668*
	中规模	0.9964	0.9919	0.9887	0.9800	0.9769	0.9683	0.9602	7.176
	大规模	0.9891	0.9888	0.9863	0.9823	0.9805	0.9790	0.9774	38.650***
	χ^2	16.080***	13.963***	24.479***	21.638***	25.546***	15.609***	23.597***	

表 6-4　山东省县级公立医院新医改前后 DEA 效率变化情况

综合性医院	2006～2008 年	2010～2012 年	Z 值	P 值
总技术效率	0.7867	0.8327	−8.409	＜0.001
纯技术效率	0.7970	0.8515	−9.246	＜0.001
规模效率	0.9881	0.9789	−4.654	＜0.001

(二)新医改前后不同收入地区县级公立医院效率变化情况

本书对不同收入水平地区的县级公立医院的效率在新医改前后的变化情况进行了详细的分析。数据结果显示,各收入水平地区医院的总技术效率及纯技术效率均在新医改后出现显著提升,而规模效率则显著下降。且新医改后,不同收入水平地区医院的效率之间具有显著的统计学差异。

不同收入地区的综合性医院,其技术效率及纯技术效率在新医改前无显著性差异,但是在新医改后差异显著,其中高收入地区医院的技术效率及纯技术效率在医改后最高,其次为中收入地区的医院,而低收入地区医院的效率表现最差。这也从侧面反映,高收入地区医院在新医改前后其技术效率及纯技术效率的提升幅度最大。与前述内容相反,不同收入地区医院的规模效率在新医改后出现下降趋势,尤其是中收入及高收入地区医院的规模效率下降趋势显著,且高收入地区医院的规模效率一直低于中收入及低收入地区(见表 6-5)。

表 6-5　山东省不同收入地区县级公立医院新医改前后 DEA 效率变化情况

项目		2006～2008 年	2010～2012 年	Z 值
总技术效率	低收入	0.7985	0.8243	7.300***
	中收入	0.7745	0.8276	35.888***
	高收入	0.7872	0.8461	35.074***
	χ^2	4.365	5.405*	

续表

项目		2006～2008 年	2010～2012 年	Z 值
纯技术效率	低收入	0.8069	0.8345	7.314***
	中收入	0.7855	0.8452	39.183***
	高收入	0.7986	0.8747	50.197***
	χ^2	3.831	15.579***	
规模效率	低收入	0.9901	0.9885	0.156
	中收入	0.9876	0.9800	18.527***
	高收入	0.9865	0.9683	13.858***
	χ^2	8.009**	19.852***	

(三)新医改前后不同规模县级公立医院效率变化情况

本书同样对不同规模县级公立医院新医改前后效率的变动情况进行了比较分析。结果显示,不同规模医院的总技术效率及纯技术效率均在新医改后出现显著提升,而规模效率则出现显著下降。且新医改后,不同规模医院的效率之间具有显著的统计学差异。

不同规模的综合性医院,其技术效率在新医改前有显著性差异。小规模医院的技术效率水平最高(0.801),其次为大规模医院(0.784),中等规模医院的效率表现最差(0.775),但是在新医改后无显著差异,说明在新医改过程中中等规模医院的效率改善情况最好,逐渐追赶上其他规模的医院,不同规模医院技术效率的差距有所缩小。不同规模医院的纯技术效率在新医改前后均有显著性差异。新医改前,小规模医院的纯技术效率水平最高(0.822),而新医改后,大规模医院的纯技术效率水平最高(0.866),反映大规模医院纯技术效率水平的提升能力较强。医院的规模效率在新医改后未呈现理想中的提升状态,不同规模医院的规模效率在新医改后均出现下降趋势,其中大规模医院的下降幅度最大,由0.992下降到0.968,但中等规模医院的规模效率在新医改前后一直高于小规模及大规模医院(见表6-6)。

表 6-6　山东省不同规模县级公立医院新医改前后 DEA 效率变化情况

项目		2006～2008 年	2010～2012 年	Z 值
总技术效率	小规模	0.801	0.836	-3.565^{***}
	中规模	0.775	0.826	-5.393^{***}
	大规模	0.784	0.837	-5.447^{***}
	χ^2	13.972^{***}	2.170	
纯技术效率	小规模	0.822	0.860	-3.809^{***}
	中规模	0.778	0.830	-5.468^{***}
	大规模	0.790	0.866	-6.790^{***}
	χ^2	28.113^{***}	13.953^{***}	
规模效率	小规模	0.976	0.973	-1.898^{*}
	中规模	0.996	0.995	-0.430
	大规模	0.992	0.968	-5.917^{***}
	χ^2	48.419^{***}	63.090^{***}	

五、非 DEA 有效决策单元投入产出投影分析

通过计算各个非 DEA 有效的医院的投影值和投入过剩值（实际值与投影值之间的距离），可以得到各个非 DEA 有效医院与 DEA 有效的医院相对投入过大的项目、数量和比例，同时可以得到各个非 DEA 有效医院的、经过改造以后所应该达到的产出目标值（理想值）。

本书的数据涉及 132 家医院 2006～2012 年的数据，数据量庞大。为了更为简洁清晰地介绍山东省县级公立医院非 DEA 有效决策单元投入及产出的不足，在对全部样本医院的投入产出映射值进行统计分析后，本书将以 2012 年相对效率最低为原则分别选取 1 家综合性医院进行详细的案例分析。采用齐同产出模式，在有效医院与非有效医院产出结果相同的假设条件下，比较非有效医院实际投

入的各项指标值与达到有效率的情况下的各项指标的目标值之间的差距。

（一）非 DEA 有效决策单元所占比率分析

在进行案例分析之前，本书对样本医院中非 DEA 有效决策单元的基本情况进行分析，发现在 2006～2012 年间，县级公立综合性医院非 DEA 有效决策单元的数量的变化在 2006～2008 年间呈现上升趋势，而 2009 年之后开始出现下降趋势（见表 6-7）。

表 6-7　山东省县级公立医院非 DEA 有效决策单元所占比率

综合性医院	2006 年	2007 年	2008 年	2009 年	2010 年	2011 年	2012 年
总技术效率	97.66 (125/128)	97.71 (128/131)	98.47 (129/131)	94.7 (125/132)	97.73 (129/132)	92.42 (122/132)	87.88 (116/132)
纯技术效率	96.09 (123/128)	96.18 (126/131)	97.71 (128/131)	93.94 (124/132)	95.45 (126/132)	87.88 (116/132)	81.82 (108/132)
规模效率	97.66 (125/128)	97.71 (128/131)	98.47 (129/131)	94.7 (125/132)	96.97 (128/132)	92.42 (122/132)	87.12 (115/132)

（二）非 DEA 有效医院的基本情况——案例分析

根据 DEA 计算结果，对 2012 年总技术效率非 DEA 有效决策单元的原始投入、产出数据进行优化。根据山东省县级公立医院的效率值，132 家综合性医院中有 116 家医院非 DEA 有效。

本部分仅对效率值最低的 1 家综合性医院进行详细分析，最终抽取综合医院 A。医院 A 属于发达地区，所属县区 2012 年人口数为 45.60 万人，农村人均年收入为 11813.98 元，床位数在所有医院中属于中等规模水平。

根据表 6-8 显示，与 DEA 有效的医院相比，综合性医院 A 多投入了 31.12％的职工、49.40％的实际开放床位、75.11％的固定资产以及 31.02％的总支出，同时通过效率的提高还可以增加 0.396 万人的出院者人数,即医院需要增加 38.30％的住院量,其中固定资产与实际开放床位数是相对较为无效率的项目,提示医院管理者应该对医院的固定资产及实际开放床位进行调整,可以减少 329 张实际开放床位数,同时减少固定设备的引进等以达到相对最有效率。

表 6-8　医院 A 总技术效率非 DEA 有效决策单元投入、产出
投影分析(TE＝0.690)

属性	指标	实际值	投入冗余值	产出不足值	理想值	尚需提高(％)
投入指标	在职职工数(人)	511	−159		352	31.12
	实际开放床位(床)	666	−329		337	49.40
	固定资产(百万元)	150.57	−113.09		37.47	75.11
	总支出(百万元)	81.56	−25.30		56.26	31.02
产出指标	门(急)诊人次数(万次)	18.591		0	18.591	0
	出院者人数(万人)	1.034		0.396	1.43	38.30
	人均住院日(天)	9.18		0	9.18	0
	总收入(百万元)	76.97		0	76.97	0

六、县级公立医院适宜规模探讨

通过前面的分析发现,县级公立综合性医院的规模效率低下是导致医院医疗服务效率低下的重要原因之一。为了更好地促进医院发展,为县级公立医院的效率提高提出更为科学的依据,本书对县级公立医院的规模进行详细的分析。

首先对县级公立医院的规模收益状态进行分析,了解当前山东省县级公立医院所处的规模收益状态;其次通过利用计量工具,对医院的运行最优规模进行分析,将各县级公立医院的面板数据通过

重新编码等技术转化为截面数据,引入超效率模型,计算各医疗机构在各年份的规模效率得分,将获得数据录入 SPSS20.0,通过相关分析及回归分析中的 curve estimation 进行曲线拟合,找出规模效率得分处于上升阶段的适宜床位区间。

(一)规模收益状态判断与分析

表 6-9 展示了 2006～2012 年山东省县级公立综合性医院的规模收益状态。结果显示,大部分综合性医院在 2006～2012 年间处于规模收益递增状态,部分医院处于规模收益递减状态,只有少部分医院处于规模收益不变状态。此外,规模收益递增的医院从 2006 年的 64.84％降低到 2012 年的 46.97％,而规模递减的医院由 2006 年的 32.81％增加到 2012 年的 40.91％。

表 6-9　　县级公立医院 2006～2012 年规模收益状态分析

综合医院	2006 年	2007 年	2008 年	2009 年	2010 年	2011 年	2012 年
规模收益不变(一)	3 (2.34)	3 (2.29)	2 (1.53)	7 (5.3)	3 (2.27)	10 (7.58)	16 (12.12)
规模收益递减(drs)	42 (32.81)	46 (35.11)	52 (39.69)	45 (34.09)	47 (35.61)	51 (38.64)	54 (40.91)
规模收益递增(irs)	83 (64.84)	82 (62.60)	77 (58.78)	80 (60.61)	82 (62.12)	71 (53.79)	62 (46.97)

(二)适宜规模探讨

通过上述对山东省县级公立医院新医改前后的效率进行测量和比较,发现规模效率在医改后显著下降,而规模效率下降也是影响医院综合技术效率低下的主要因素。对效率低下的医院进行分析发现,有些医院存在规模过剩,造成资源浪费,而有些医院则存在规模不足,不能满足医院长远发展的战略目标。通过对山东省县级公立医院的资源现状进行分析发现,山东省县级公立医院的规模迅速扩张,而床位数是衡量医院规模的主要方面,因此,本部分将探讨山东省县级公立医院医疗机构床位数变化对医院规模效率的影响,并借鉴郎颖等人的方法,先利用散点图法,发现规模指标与医院效率的关系,然后进一步用回归分析中的曲线拟合探索适宜规模床位数、适宜职工人数,从而深入解析山东省县级公立医院的最优规模。

由于山东省各县区存在明显的经济分区,本书将在分析全省平均水平的基础上,对不同收入地区县医院的适宜规模床位数进行区分,以使得研究更具严谨性,研究结果更具参考性。下面将重点讨论山东省县级公立综合性医院实际开放床位数与规模效率的关系。

根据县级公立综合性医院在各年度实际开放床位数与规模效率得分数据,绘制两者的散点图(见图6-1)。目测可得,在排除极值后,两者之间的关系并非简单的线性关系,需进一步进行曲线拟合,以探讨两者之间的关系。

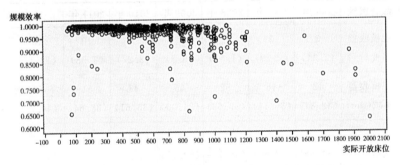

图 6-1　山东省县级公立综合性医院实际开放床位数与
规模效率得分散点图

本书同时采用 5 种方法对医院实际开放床位数与规模效率之间的曲线关系进行拟合,分别是线性模型、对数指数模型、二次方模型、三次方模型及幂指数模型。最终,线性模型、二次方模型及三次方模型所显示的结果具有显著性,其中三次方模型的 R^2 值最高,显示模型的拟合程度最好(见表6-10)。因此,本书采用三次方模型的分析结果对医院实际开放床位数与规模效率之间的关系进行阐述。

表 6-10 **综合性医院实际开放床位与规模效率关系**
模型汇总和参数估计

项目	线性	二次	三次
常数	1.006*** (314.707)	0.998*** (229.995)	0.967*** (159.323)
β_1	-5.590×10^{-5}*** (-9.944)	-2.659×10^{-5}*** (0.032)	1.384×10^{-4}*** (5.267)
β_2		-1.975×10^{-8}	-2.240×10^{-7}*** (-7.514)
β_3			5.811×10^{-11}
R^2	0.098	0.105	0.151
F 值	98.882***	53.317***	54.075***

根据模型汇总和参数估计值，可以写出实际开放床位数和规模效率得分的三次方函数。

$$Y = (5.811\times10^{-11})X^3 + (-2.240\times10^{-7})X^2 \\ + 1.384\times10^{-4}X + 0.967$$

图 6-2 显示的是三次方函数下山东省县级公立综合性医院实际开放床位数与规模效率得分的拟合图例。通过与模型参数估计值相结合可以发现，在去除极值后，山东省县级公立综合性医院的实际有效床位取值范围为[50,2000]。当实际开放床位介于 50～360张时，医院规模效率得分随着实际开放床位数的增加而增长；而当床位在 360～2100 张时，医院的规模效率是处于递减状态的；从曲线的趋势观察，当实际开放床位超过 2100 张时，医院的规模效率会

进一步增长。对曲线的第一个峰值进行分析可以发现,当医院床位处于250~500张时,医院的规模效率处于较高水平。

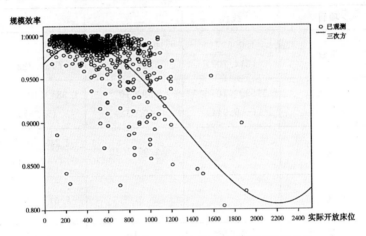

图 6-2　山东省县级公立综合性医院实际开放床位数
与规模效率得分的三次方拟合

七、县级公立医院效率的影响因素分析

本部分通过文献综述及政策要素分析法构建医院效率影响因素的指标体系,通过面板数据 Tobit 回归分析对影响医院的因素进行分析,并深入探讨影响因素的作用方向及作用程度。此外,对不同经济区域及不同功能的医院的效率影响因素进行分析,比较不同经济区域及不同功能医院对影响因素的反应是否一致,并深入探讨原因。在本书的研究方法部分,已经对医院影响因素指标体系的构建方法进行了详细的阐述,并对各因素进行了具体的定义,本部分仅对影响因素的结果进行汇报。由于一般 DEA 计算的医院效率值是 0~1 的结尾数据,且数据为面板数据,因此,采用基于面板数据的 Tobit 回归模型来分析医院的效率影响因素。

由于技术效率是纯技术效率与规模效率共同作用的结果,因此在了解技术效率的影响因素之外,有必要对纯技术效率与规模效率的影响因素进行分析。本结果分 3 个部分进行汇报,分别是技术效率的影响因素、纯技术效率的影响因素以及规模效率的影响因素。

本书构建多个医院效率影响因素面板模型,并对模型的因变量数量进行区别与控制,目的是为了分析在不同背景下医院效率影响因素的净效应。具体会考虑以下几个方面:首先,单纯考虑医院内部影响因素,即不限定医院的外部社会经济及政策背景,仅从医院的内部运行及管理等方面分析探讨影响医院效率的因素(一类模型);其次,鉴于前面对于医院规模对医院效率影响的探讨,在确定医院内部影响因素的基础上加入医院规模变量,分析医院规模及医院内部因素的共同作用对医院效率的影响(二类模型);再次,将医院所处的社会经济背景加入模型中,分析医院内外部因素对医院效率的影响(三类模型);最后,由于研究区间内卫生领域出现重大变革,因此加入政策虚拟变量,全面分析政策因素、社会经济因素以及医院自身运行因素等对医院效率的影响(四类模型)。

(一)总技术效率影响因素分析

模型(1-1)至模型(1-4)采用 Tobit 回归分析。模型(1-1)的结果说明,在县级公立综合性医院的内部因素中,职工的人均工资性收入、人均门诊费用、住院门诊费用、资产负债率及资产周转率对其技术效率有显著性影响。模型(1-2)在模型(1-1)的基础上加入医院规模的变量,结果显示实际开放床位数对于医院技术效率的作用程度有限,但医院职工人数对医院技术效率有正向作用。模型(1-3)在模型(1-2)的基础上加入医院所处的社会环境指标,结果显示人口数量与农村居民收入水平对医院的技术效率有显著性正影响。模型(1-4)加入新医改政策指标,发现新医改并没有显著提高医院的技术效率。模型(2-1)与模型(2-4)运用的是规定效应面板回归模型。模型(2-1)的结果显示,在职职工人均工资性收入、人均住院费用以及资产周转率对医院的技术效率有正向作用。而人均住院日与药占比则对医院技术效率有负向作用。模型(2-2)在加入医院规模指标后显示,医院职工人数及实际开放床位数对医院技术效率的作用有限。模型(2-3)加入医院所处地区的经济社会指标,结果显示人口数对医院的技术效率有负向作用,而农村居民人均纯收入则有显著性正向作用。模型(2-4)结果显示,新医改并未显著改善医院的技术效率。

Tobit 回归模型是随机效应模型,而固定效应面板回归模型基于固定效应,两者相结合对于影响因素的挖掘更为全面。本书的研究结果显示,影响山东省县级公立综合性医院技术效率的应先该因素有新医改政策、人口数、农村居民人均纯收入、医院职工数、医院职工人均工资性收入、人均住院日、人均门诊费用、人均住院费用、资产负债率、资产周转率以及药占比(见表6-11)。

（二）纯技术效率影响因素分析

表6-12 汇报了山东省县级公立综合性医院技术效率的影响因素。对 Tobit 回归模型与固定效应面板回归模型结果进行综合分析,发现影响医院技术效率的因素主要有新医改政策、人口数、农村居民人均纯收入、职工人均工资性收入、人均住院日、人均门诊费用以及资产周转率。

（三）规模效率影响因素分析

表6-13 展示了山东省县级公立综合性医院规模效率的影响因素。对 Tobit 回归模型与固定效应面板回归模型结果进行综合分析,发现影响医院纯技术效率的因素主要有新医改政策、人口数、农村居民人均纯收入、医院职工数、职工人均工资性收入、人均住院日、人均门诊费用、人均住院费用、资产负债率以及资产周转率。

表 6-11 山东省县级公立综合性医院技术效率影响因素

影响因素 模型	Tobit 回归模型				固定效应面板回归模型			
	模型 (1-1)	模型 (1-2)	模型 (1-3)	模型 (1-4)	模型 (2-1)	模型 (2-2)	模型 (2-3)	模型 (2-4)
新医改前后				-0.016^{***} (-2.86)				-0.014^{*} (-1.91)
人口数			-0.041^{**} (-2.44)	-0.043^{***} (-2.59)			-0.178^{*} (-1.81)	-0.195^{**} (-1.98)
农村居民人均纯收入			0.008^{***} (7.84)	0.008^{***} (7.27)			0.011^{***} (8.11)	0.010^{***} (7.65)
职工数		<0.001 (-1.5)	$<0.001^{*}$ (-1.76)	$<0.001^{**}$ (-2.05)		<0.001 (-1.33)	<0.001 (-0.71)	<0.001 (-1.00)
实际开放床位数		<0.001 (0.894)	<0.001 (0.17)	<0.001 (0.05)		<0.001 (0.80)	<0.001 (0.52)	<0.001 (0.42)
职工人均工资性收入	0.014^{***} (5.63)	0.013^{***} (5.05)	0.009^{***} (3.44)	0.007^{***} (2.68)	0.012^{***} (2.93)	0.010^{***} (2.48)	0.008^{***} (2.31)	0.006^{*} (1.82)

续表

影响因素/模型	Tobit 回归模型				固定效应面板回归模型			
	模型 (1-1)	模型 (1-2)	模型 (1-3)	模型 (1-4)	模型 (2-1)	模型 (2-2)	模型 (2-3)	模型 (2-4)
人均住院日	-0.002 (-1.43)	-0.002 (-1.64)	<-0.001 (-0.30)	<-0.001 (0.15)	-0.011*** (-5.00)	-0.011*** (-5.11)	-0.007*** (-3.85)	-0.006*** (-3.60)
人均门诊费用	-0.014*** (-3.33)	-0.014*** (-3.28)	-0.013*** (-3.35)	-0.013*** (-3.27)	-0.004 (-0.62)	-0.004 (-0.58)	-0.003 (-0.55)	-0.002 (-0.46)
人均住院费用	0.012*** (4.43)	0.013*** (4.57)	0.004 (1.44)	0.002 (0.70)	0.018*** (4.32)	0.020*** (4.38)	0.008* (1.92)	0.006 (1.34)
资产负债率	-0.035** (-2.06)	-0.035** (-2.02)	-0.037** (-2.24)	-0.043*** (-2.57)	0.022 (0.75)	0.025 (0.85)	0.007 (0.27)	0.005 (0.19)
资产周转率	0.039*** (3.75)	0.039*** (3.78)	0.024** (2.37)	0.020* (1.95)	0.086*** (5.25)	0.087*** (5.29)	0.038*** (2.88)	0.036*** (2.71)
药占比	-0.027 (0.537)	-0.030 (-0.68)	-0.027 (-0.63)	-0.036 (-0.85)	-0.194** (-2.48)	-0.200** (-2.54)	-0.127** (-2.01)	-0.146** (-2.29)
常数项	0.763*** (34.84)	0.773*** (33.37)	0.730*** (30.66)	0.759*** (29.45)	0.798*** (20.49)	0.813*** (19.83)	0.869*** (12.75)	0.913*** (12.71)

注：统计计值为模型的回归系数，括号内为 t 统计量，下同。

表 6-12 山东省县级公立综合性医院技术效率影响因素

影响因素模型	Tobit 回归模型				固定效应面板回归模型			
	模型 (3-1)	模型 (3-2)	模型 (3-3)	模型 (3-4)	模型 (4-1)	模型 (4-2)	模型 (4-3)	模型 (4-4)
新医改前后				-0.025*** (-4.09)				-0.028 (-1.42)
人口数			0.020 (1.02)	0.024 (1.21)			-0.869*** (-3.17)	-0.905*** (-3.29)
农村居民人均纯收入			0.005*** (4.22)	0.004*** (3.49)			0.011*** (2.89)	0.010*** (2.60)
职工数		<0.001 (0.26)	<0.001 (0.25)	<0.001 (-0.24)		<0.001 (1.15)	<0.001* (1.83)	<0.001 (1.57)
实际开放床位数		<0.000 (1.00)	<0.001 (0.70)	<0.001 (0.50)		<0.001 (0.77)	<0.001 (0.77)	<0.001 (0.67)
职工人均工资性收入	0.016*** (5.99)	0.016*** (5.57)	0.012*** (4.37)	0.010*** (3.33)	0.015 (1.63)	0.015 (1.54)	0.014 (1.45)	0.011 (1.09)

续表

影响因素 模型	Tobit 回归模型				固定效应面板回归模型			
	模型 (3-1)	模型 (3-2)	模型 (3-3)	模型 (3-4)	模型 (4-1)	模型 (4-2)	模型 (4-3)	模型 (4-4)
人均住院日	-0.001 (-1.04)	-0.001 (-0.79)	<-0.001 (0.01)	-0.001 (0.62)	-0.027*** (-5.34)	-0.026*** (-5.15)	-0.021*** (-4.21)	-0.020*** (-4.01)
人均门诊费用	-0.014*** (-3.22)	-0.014*** (-3.23)	-0.014*** (-3.17)	-0.013*** (-3.03)	-0.019 (-1.29)	-0.019 (-1.31)	-0.017 (-1.20)	-0.016 (-1.12)
人均住院费用	0.014*** (4.70)	0.012*** (3.98)	0.007** (1.96)	0.003 (0.89)	0.015 (1.55)	0.008 (0.78)	-0.004 (-0.37)	-0.009 (-0.75)
资产负债率	-0.022 (-1.19)	-0.024 (-1.32)	-0.022 (-1.17)	-0.030 (-1.62)	-0.037 (-0.55)	-0.064 (-0.93)	-0.079 (-1.19)	-0.082 (-1.23)
资产周转率	0.046*** (4.41)	0.046*** (4.61)	0.038*** (3.36)	0.032*** (2.85)	0.155*** (4.10)	0.151*** (4.00)	0.098*** (2.61)	0.094** (2.50)
药占比	-0.058 (-1.21)	-0.054 (-1.12)	-0.043 (-0.90)	-0.060 (-1.27)	-0.289 (-1.60)	-0.256 (-1.41)	-0.103 (-0.58)	-0.142 (-0.79)
常数项	0.768*** (32.34)	0.760*** (30.22)	0.732*** (27.18)	0.780*** (26.86)	0.996*** (11.08)	0.947*** (10.00)	1.415*** (7.45)	1.508*** (7.51)

表 6-13　山东省县级公立综合性医院规模效率影响因素

影响因素\模型	Tobit 回归模型				固定效应面板回归模型			
	模型(5-1)	模型(5-2)	模型(5-3)	模型(5-4)	模型(6-1)	模型(6-2)	模型(6-3)	模型(6-4)
新医改前后				0.010*** (4.65)				0.009* (1.72)
人口数			0.019*** (2.62)	0.018** (2.52)			0.187*** (2.72)	0.198*** (2.87)
农村居民人均纯收入			0.004*** (10.36)	0.005*** (11.13)			0.000 (−0.39)	<0.001 (−0.08)
职工数		<0.001*** (−4.20)	<0.001*** (−4.59)	<0.001*** (−4.19)		<0.001*** (−3.83)	<0.001*** (−4.18)	<0.001*** (−3.85)
实际开放床位数		<0.001 (0.01)	0.001 (−0.93)	0.001 (−0.73)		<0.001*** (−4.32)	<0.001*** (−4.33)	<0.001*** (−4.21)
职工人均工资性收入	−0.001 (−1.01)	−0.001 (−1.44)	−0.003*** (−3.02)	−0.002* (−1.90)	−0.003 (−1.39)	−0.002 (−0.93)	−0.003 (−1.06)	−0.002 (−0.65)

续表

影响因素 模型	Tobit 回归模型				固定效应面板回归模型			
	模型(5-1)	模型(5-2)	模型(5-3)	模型(5-4)	模型(6-1)	模型(6-2)	模型(6-3)	模型(6-4)
人均住院日	<-0.001 (-0.10)	-0.001 (-1.2)	<-0.001 (0.53)	<-0.001 (-0.16)	0.006*** (4.52)	0.005*** (4.12)	0.005*** (3.67)	0.004*** (3.44)
人均门诊费用	<-0.001 (-0.13)	<0.001 (-0.05)	<0.001 (-0.11)	<0.001 (-0.29)	0.007* (1.97)	0.007** (2.08)	0.007* (1.94)	0.007* (1.85)
人均住院费用	-0.001 (-0.97)	0.001 (1.20)	-0.003*** (-2.63)	-0.002 (-1.44)	0.001 (0.35)	0.007*** (2.90)	0.008*** (2.88)	0.010*** (3.25)
资产负债率	-0.013** (-1.99)	-0.011 (-1.61)	-0.016** (-2.38)	-0.012* (-1.89)	0.005 (0.31)	0.032* (1.98)	0.032* (1.89)	0.033* (1.95)
资产周转率	-0.007* (-1.69)	-0.007* (-1.80)	-0.015*** (-3.76)	-0.012*** (-3.14)	-0.029*** (-3.13)	-0.026*** (-2.85)	-0.023** (-2.44)	-0.022** (-2.32)
药占比	0.014 (0.81)	0.008 (0.47)	0.006 (0.38)	0.014 (0.84)	0.087** (1.96)	0.057 (1.32)	0.031 (0.70)	0.043 (0.96)
常数项	0.995*** (114.12)	1.011*** (109.39)	0.992*** (103.73)	0.973*** (94.30)	0.907*** (40.78)	0.950*** (42.23)	0.842*** (17.61)	0.814*** (16.12)

八、小结

2006～2012 年,山东省县级公立医院的 DEA 效率有所提升,其中总技术效率与纯技术效率上升趋势显著,而规模效率则出现下降趋势。

对不同收入地区医院的效率进行比较分析,发现地区经济水平对于综合性医院总技术效率的影响并不显著,但对规模效率的影响较显著,其中发达地区的规模效率表现最差。

对不同规模医院的效率进行比较分析,发现医院规模对于综合性医院总技术效率的影响并不显著,但对规模效率的影响较为显著,小规模医院规模效率最高,中规模医院的规模效率最低。

对新医改前后医院效率进行比较分析,发现山东省县级公立医院的总技术效率在新医改后均得到显著提升,但规模效率则显著下降,其中综合性医院的总技术效率及规模效率始终要高于中医院。就不同经济地区而言,高收入地区医院的总技术效率在新医改期间的改善程度最好,但规模效率则表现最差。对于不同规模医院而言,中等规模医院在新医改过程中的改善情况最好,而大规模医院的规模效率在新医改期间的下降幅度最大。

对非 DEA 有效医院的投入产出进行投影分析,发现非 DEA 有效决策单元的数量变化在 2006～2008 年间呈现上升趋势,而 2009 年之后开始出现下降趋势。通过对山东省县级公立综合性医院的效率无效原因及改进措施进行分析,就本研究数据结果显示,综合性医院效率无效的主要原因是投入过剩,这为医院管理者制定决策提供了依据,从而使得下一步的医院管理工作有了较为明确的目标及改进方向,提高了管理效率,同时为政策决策者制定及矫正卫生政策提供了实证依据,可促进区域卫生的协调可持续发展。

尽管医院的总技术效率总体上呈上升趋势,且非 DEA 有效医院的数量有所减少,但规模效率则显著下降,提示医院规模效率下降是影响医院技术效率进步的主要因素。因此,本书对医院的适宜规模进行分析,结果发现就综合性医院而言,当床位规模控制在250~500张时,医院的规模效率处于较高水平。

本章节对山东省县级公立医院效率的影响因素进行了分析与探讨。研究的结果表明,医院内外部对于医院的效率,包括总技术效率、纯技术效率与规模效率均产生影响。山东省县级公立综合性医院的效率受医院环境外部因素的影响显著,其总技术效率、纯技术效率与规模效率都受到医院外部政策环境、医院所在地区居民的收入水平以及区域人口数的显著影响。值得注意的是,新医改对于医院效率的影响是负向的,即新医改的实施并未提高医院的效率,这与前面的描述性分析结果有出入,将在讨论部分对该结果进行进一步的阐述。而在医院内部因素中,医院职工的人均收入、出院者人均住院日、人均门诊费用、资产负债率、资产周转次数对医院的总技术效率、纯技术效率与规模效率有显著作用,且作用方向一致,而医院在职职工人数对医院的总技术效率与规模效率有显著性作用。除此之外,医院的总技术效率还受到药占比的影响,药占比比例越高,医院的总技术效率越低。

第七章 基于 Malmquist 生产指数的医院全要素生产率及收敛性分析

本章主要分为两部分。第一部分是利用 DEA 下的 Malmquist 指数法对山东省县级公立医院的技术效率变动指数进行测算,同时对医院的全要素生产率的变动情况进行分析,即全要素生产率变动的 Malmquist 指数又可以进一步分解为技术进步和技术效率,而技术效率又可以进一步分解为纯技术效率和规模效率。山东省在医改方案中指出,我省人口多,城乡、区域发展不平衡,而发展医疗卫生事业,提高全省人民的健康素质,有利于将我省较大的人口压力转化为人力资源优势,为经济平稳较快发展提供强有力的人力保障,但是目前全省医药卫生事业发展水平与人民群众的健康需求及经济社会协调发展要求不适应的矛盾还比较突出,区域差距较大。因此,如何缩小区域水平差异,不仅仅是医药卫生事业发展要求,更是全省经济等各方面发展要求。医院在医疗卫生资源配置及医药费用等领域占据着重要的地位,对于医院投入与产出的评价与分析便显得尤为重要。而发现医院生产效率水平的差异及差异的变动方向则可以对当前县域医疗服务生产效率进行全面把握,为区域卫生事业的均衡发展提供科学依据。因此,第二部分的主要内容是对山东省县级公立医院的全要素生产率进行收敛检验,以观察不同地区县医院效率的变化趋势。

一、县级公立医院的全要素生产率变化情况

主要通过以下 5 个方面对山东省县级公立医院的全要素生产率进行系统全面的剖析。第一,对山东省县级公立医院 2006～2012 年的效率变动进行总体描述,分析其变化趋势;第二,对不同地区县级公立医院的全要素生产率变动进行空间分类描述,进一步把握不同经济收入水平地区效率变动趋势的不同;第三,规模经济理论提示,医院的规模不是越大越好,本书对不同规模的医院效率变动进行比较分析,探讨医院规模对医院效率变动的影响;第四,考虑到 2009 年开始实施的新医改对县级公立医院的影响,本书对新医改前后县级公立医院的效率变动趋势进行比较和分析;第五,对山东省县级公立医院新医改前后效率变动的原因进行进一步深入的分析与探讨。

(一)全要素生产率(TFP)时间变化分析

本书对山东省 2006～2012 年县级公立医院的全要素生产率变动方向及趋势进行分析,并对造成全要素生产率及其分解项的原因进行进一步的分析与探讨,为卫生政策制定者及医院管理者提供实证依据。

从对山东省县级公立医院的 TFP 时间变化趋势进行分析可以得出,在 2006～2012 年间,县级公立综合性医院的生产技术平均每年以 3.9％的速度在进步,而其技术效率则为 99.8％,表明综合性医院缺乏效率,其技术效率在以每年平均 0.2％的速度下降,这主要是由纯技术效率及规模效率两方面同时缺乏效率造成的,其中纯技术效率及规模效率均以每年 0.1％的速度下降。但是在技术进步及技术效率下降的综合作用下,山东省县级公立综合性医院的全要素生产率平均每年以 3.7％的速度在增长,这说明医院全要素生产率的提高主要是由技术进步所推动的。同时从表 7-1 和图 7-1 中也可以清楚地看出,综合性医院全要素生产率的变化与其技术水平的变化趋势表现出高度的一致性。

表 7-1　　　　　　2006～2012 年山东省县级公立医院年均 TFP 及其分解

项目	技术效率 (B＝C×D)	技术进步 (A)	纯技术效率 (C)	规模效率 (D)	全要素生产效率 (E＝A×B)
综合性医院	0.998	1.039	0.999	0.999	1.037

　　注:表中数值为各时段相应变动指数的几何均数,指数值大于 1 表示其效率呈上升趋势,指数值等于 1 表示该效率没有变化,指数值小于 1 则表示效率呈现下降趋势,下同。

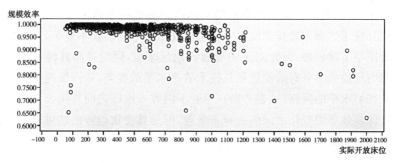

图 7-1　2006～2012 年县级公立综合性医院 TFP 变化趋势图

(二)TFP 空间变化分析

　　通过对山东省不同收入水平地区的县级公立医院 TFP 及其分解的变化,了解地区经济水平对医院全要素生产率的影响,为制定科学合理的区域卫生政策提供依据。

　　从图 7-2 可以清楚地看出,不同经济水平地区县级公立综合性医院的 TFP 都呈现增长的趋势,其中技术进步变化的趋势与 TFP 的变化趋势是一致的,也呈现不断增长的趋势,但各地区医院技术效率的变化并没有表现出一致的变化趋势。此外,从该图还可以看出,高收入地区综合性医院的全要素生产率增长速度最快,为 5.1%,其次为低收入地区的综合性医院,其全要素生产率的增长速度为 4.3%,而中等收入地区综合性医院的全要素生产率的增长速度最慢,为 3.4%。

　　进一步分析造成该结果的原因可以发现,高收入地区的技术效率与技术进步均呈现上升趋势,使得其全要素生产率的增长速度最优,但是高收入地区医院的技术效率进步主要是纯技术效率水平的提高(增长速度为 0.4%),其规模效率呈下降趋势(0.1%),若进一步提高其规模效率,则技术效率表现会更优;尽管低收入地区的技术效率水平呈下降趋势(下降速度为0.1%),但是其技术进步速度最快,使得其全要素生产率的增长速度高于中等收入地区,且造成低收入地区技术效率下降的原因是其纯技术效率呈下降状态(下降速度为 0.1%);中等收入地区的技术效率保持不变,而技术进步速度最慢,使得其全要素生产率的增长速度跟其他两个地区相比较差,造成其技术效率未增长的原因主要是纯技术效率的增长不显著,且规模效率呈下降趋势,因此对于中等收入地区来说,同时提高其纯技术效率与规模效率可有效促进其总技术效率水平的提高,从而促进全要素生产率水平的提高(见表 7-2)。尽管不同收入地区之间县级公立综合性医院效率的变化之间的差异不显著,但是其变化趋势仍然可以为卫生政策制定者提供参考。

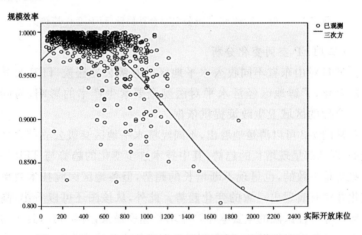

图 7-2 2006~2012 年山东省不同经济水平地区县级公立
综合性医院 TFP 变化图

表 7-2　　2006～2012 年山东省不同地区县级公立综合性医院的 TFP 及其分解

地区 分布	技术效率 ($B=C×D$)	技术进步 (A)	纯技术效率 (C)	规模效率 (D)	全要素生产效率 ($E=A×B$)
低收入	1.003	1.040	1.004	0.999	1.043
中收入	1.000	1.034	1.001	0.999	1.034
高收入	0.999	1.052	0.999	1.000	1.051
Chi-Square	0.486	3.898	0.167	0.201	3.725

(三)TFP 规模变化分析

医院规模对于医院效率运行的影响已经被众多学者提及,本书对不同规模医院的 TFP 变化进行分析。

从图 7-3 可以看出,随着医院规模的逐渐增加,尽管技术效率的增长速度逐渐降低,但是技术进步水平逐渐提高,全要素生产率水平也逐渐提高。具体来说,就技术效率而言,小规模医院增长速度最高为 0.9%,而大规模医院的技术效率则呈现下降趋势,下降速度为 1.0%,不同规模医院之间技术效率的变化差异具有显著性统计学意义;就技术进步水平而言,小规模医院的增长速度最慢,为 2.5%,而大规模医院的表现最优,增长速度为 6.1%,且不同规模医院间技术进步水平之间的差异有显著性统计学意义;就全要素生产率而言,小规模医院的增长速度最慢,为 3.4%,而大规模医院的增长速度最快,为 5.0%,但是这种差异不显著。

对造成上述生产率变化的原因进行分析发现,规模效率的差异是造成不同规模医院技术效率差异的主要原因。统计学分析发现,不同规模医院之间的规模效率呈显著差异,其中中等规模医院的规模效率增长速度最快,为 0.2%,其次为小规模医院,增长速度为 0.1%,但是大规模医院的规模效率呈递减趋势,下降速度为 0.4%;不同规模医院全要素生产率的增长主要是由于技术效率水平及技术进步水平的共同作用,但是不同规模医院的作用方向不同。就小规模医院而言,尽管其技术效率增长速度最快,但是由于其技术进步能力最差,使得其全要素生产率的增长速度最慢,造成小规模医院技术效率增长速度最快的原因是其纯技术效率水平的增长速度最快,为 0.9%;就中等规模医院而言,其技术效率及技术进步的增长速度均处于中间地位,因此其全要素生产率的增长速度也处于中间地带,且规模效率表现最优是其技术效率表现较好的主要原因;就大规模医院而言,尽管其技术效率水平呈下降状态,但是由于其技术进步能力最强,所以其全要素生产率增长速度最快,造成大规模医院技术效率水平下降的原因是纯技术效率与规模效率均呈下降趋势(见表 7-3)。

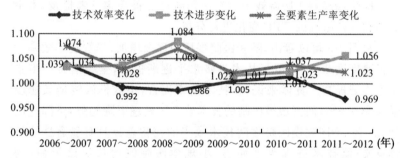

图 7-3　2006～2012 年山东省不同规模县级公立综合性医院 TEP 变化图

表 7-3　2006～2012 年山东省不同规模县级公立综合性医院 TFP 及其分解

项目	技术效率 ($B=C\times D$)	技术进步 (A)	纯技术效率 (C)	规模效率 (D)	全要素生产效率 ($E=A\times B$)
小规模	1.009	1.025	1.009	1.001	1.034
中等规模	1.003	1.040	1.001	1.002	1.043
大规模	0.990	1.061	0.994	0.996	1.050
Chi-Square	6.244**	25.558***	3.655	6.270**	3.702

(四)新医改前后 TFP 及其分解分析

2009 年起实施的新医改,对于整个医疗系统的影响不言而喻。就公立医院而言,受筹资机制及药品政策等方面的影响,医院的表现也有所变化。本书对新医改前后山东省县级公立医院全要素生产率及其分解项进行分解,试图解析新医改对县级公立医院造成的影响,为政策的完善提供实证依据。

从图 7-4 中可以清晰地看出,医改前后医院的全要素生产率及其分解项均呈增长趋势,但是跟医改前相比,医改后医院的全要素生产率及其分解项的增长速度均呈降低趋势。具体来说,就医院的技术效率而言,医改前阶段,综合性医院的技术效率是以年均 1.6% 的速度增长的,而医改后,医院的技术效率则以 0.4% 的速度降低,且这种差异有统计学差异;就技术水平而言,医改前后均呈上升趋势,但新医改后医院的技术进步增长趋势有所放缓,从医改前的3.3% 下降到医改后的 3.2%,这种差异无统计学意义;就全要素生产率而言,新医改前后,县级公立综合性医院均呈上升趋势,但是医改后,医院全要素生产率的上升幅度显著放缓,由 5.1% 下降到2.7%。

进一步对引起医院全要素生产率及技术效率变动的分解项进行分析发现,医院的规模效率在医改前后的上升幅度未发生变化,但是纯技术效率在医改前是呈上升趋势的(上升幅度为 1.5%),而医改后,纯技术效率则以年均 0.5% 的速度下降,呈现显著性统计学差异,因此在规模效率不变及纯技术效率退步的影响下,医院的总体技术效率也发生医改前上升、医改后下降的变化趋势;而由于医院的技术效率在医改后呈下降趋势,因此,尽管技术进步水平仍呈现上升趋势,但医院的全要素生产率仍受到影响,即其上升的幅度在医改后显著减小(见表 7-4)。

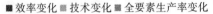

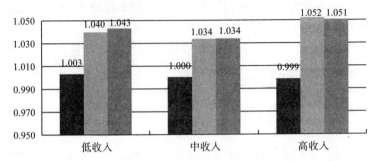

图 7-4　2006～2012 年山东省县级公立综合性医院新医改前后 FTP 变化图

表 7-4　山东省县级公立综合性医院医改前后 TFP 及其分解

年度	技术效率 ($B=C\times D$)	技术进步 (A)	纯技术效率 (C)	规模效率 (D)	全要素生产效率 ($E=A\times B$)
2006～2008	1.016	1.035	1.015	1.001	1.051
2010～2012	0.996	1.032	0.995	1.001	1.027
Z 值	−3.028***	−0.105	−2.976***	−0.137	−3.230***

二、县级公立医院全要素生产率收敛性分析

(一)TFP 的 σ 收敛分析

σ 收敛检验用来考察山东省县级公立医院全要素生产率的差距是否随时间变化而减小,即全要素生产率与时间变量的反向变动关系。在进行 σ 收敛的实证检验中,学者通常采用标准差、变异系数、加权变异系数、洛伦兹曲线和基尼系数等指标度量个体之间是否存在 σ 收敛趋势。这些指标都是基于收入分配差异的测算方法,通过个体之间进行对比来反映问题。在书山东省县级公立医院 TFP 是否存在 σ 收敛时,本书选用使用范围比较广泛的标准差和变异系数来衡量。标准差和变异系数的表达方式分别为:

$$\sigma = \sqrt{\frac{\sum_{i=1}^{n}(X_i - \overline{X})^2}{n}}$$

$$CV = \frac{\sqrt{\dfrac{\sum_{i=1}^{n}(X_i - \overline{X})^2}{n}}}{\overline{X}}$$

σ收敛主要是通过观测不同医院全要素生产率标准差及变异系数的分布状况对其收敛性进行判断。基于前面 DEA 下 Malmquist 指数法得到的医院全要素生产率指数的标准差和变异系数的变化趋势如图 7-5 所示。可以看出,2006 年山东省县级公立综合性医院全要素生产率的标准差和变异系数分别为 0.092 和 0.086,2012 年的标准差和变异系数分别为 0.222 和 0.201。随着时间的推移,标准差及变异系数的值除在 2008~2009 年出现下降外,基本总体上呈现上升趋势,这直观地反映出综合性医院之间的生产效率水平的差距在不断地扩大,所以,山东省县级公立综合性医院之间的全要素生产率指数并不存在 σ 收敛趋势,而是呈发散趋势。

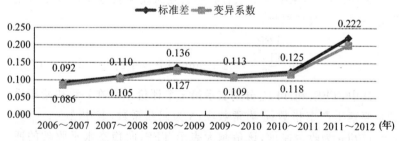

图 7-5　山东省县级公立综合性医院 TFP 指数标准差和变异系数变化趋势

为了更为准确地判断山东省县级公立综合性医院全要素生产率指数是否存在 σ 收敛趋势,本书通过式(7-1)和式(7-2)进行检验。

$$\sigma = \alpha_0^1 + \alpha_1^1 t \tag{7-1}$$

$$CV = \alpha_0^2 + \alpha_1^2 t \tag{7-2}$$

其中,σ 表示标准差;CV 表示变异系数;$t=1,2,3,4,5,6$,表示时间变量。从表 7-5 的检验结果可以看出,就综合性医院而言,回归系数 α_1^1 的值为 0.019,α_1^2 的值为 0.017,估计值都大于 1,且回归系数在 1% 的检验水平下显著,这表明山东省县级公立综合性医院之间的全要素生产率指数并不存在 σ 收敛趋势,而是呈严格的发散趋势。

表 7-5　　山东省县级公立综合性医院全要素生产率 σ 收敛检验结果

项目	变量	估计值	标准差	t 统计量	P 值
标准差 σ 收敛	α_0^1	0.066	0.030	2.20	0.093
$R^2 = 0.6051$	α_1^1	0.019	0.008	2.48	0.069
变异系数 σ 收敛	α_0^2	0.065	0.025	2.57	0.062
$R^2 = 0.6282$	α_1^2	0.017	0.006	2.60	0.060

(二)DEA 下 TFP 的绝对 β 收敛分析

绝对 β 收敛主要体现为个体的产出增长率与其本身的产出水平之间呈现负相关关系。依据 Barro 等关于绝对 β 收敛的检验方程,本书采用式(7-3)来检验山东省县级公立医院全要素生产率指数是否存在绝对 β 收敛趋势:

$$\ln\frac{\dfrac{\text{TFP}_{it}}{\text{TPF}_{i0}}}{T} = \alpha + \beta\ln(\text{TFP}_{i0}) + \varepsilon_{it} \qquad (7\text{-}3)$$

其中,TFP_{it} 和 TFP_{i0} 分别表示第 i 个评价单元在 t 和初始年份的全要素生产率指数;α 为常数项;β 为回归系数,其中 $\beta = -(1-e^{-\mu T})/T$($\mu$ 为收敛速度,该值越大表示 TFP_{it} 向稳态水平收敛的速度越快);t 为时间变量;ε_{it} 为随机扰动项。如果 $\beta < 0$,且统计上显著,则说明存在绝对 β 收敛。

本部分采用基于 DEA 的 Malmquist 指数法下山东省县级公立医院的 TFP 指数作为分析样本,以式(3-12)为主要分析方法,借鉴彭国华的思路,为消除商业周期波动的影响,将样本期间划分为 6 个不同的时间段,分别是 2006～2007 年、2007～2008 年、2008～2009 年、2009～2010 年、2010～2011 年、2011～2012 年,每个时间段包括 2 年,$i=1,2,\cdots,n$(对综合性医院进行分析时,$n=132$,对中医院分析时,$n=99$),$t=1,2,\cdots,6$。因此取 2006～2007 年的几何平均值为基期全要素生产率,2010～2012 年的几何平均值作为观测期全要素生产率,两个时间段相隔 5 年,故 $T=5$。在此情况下,各参数的估计值如表 7-6 所示。

表 7-6　山东省县级公立医院全要素生产率绝对 β 收敛检验结果

医院类型	综合性医院
常数项	0.014＊＊＊(4.26)
β 收敛系数	−0.157＊＊＊(−4.93)
调整 R^2	0.1518
F 统计量	24.45＊＊＊

注:根据面板数据回归 Hausman 检验结果,估计结果采用固定效应模型回归得到(综合性医院:$\chi^2=59.28,p<0.05$;中医院:$\chi^2=160.78,p<0.05$);括号内为 t 统计量。

山东省县级公立医院 TFP 的绝对收敛检验结果显示,综合性医院的全要素生产率 β 值为负,且在 1% 的水平上显著,所以在山东省内,综合性医院的全要素生产率呈显著收敛状态,收敛速度为 30.74%($\mu=-0.3074$)。说明在不考虑其他任何条件下,不同的综合性医院间,生产效率差距在逐渐缩小。

(三)DEA 下 TFP 的条件 β 收敛分析

尽管山东省县级公立综合性医院的全要素生产率表现出趋同趋势,但是由于在不考虑各医院自身条件存在差异的情况下,中医院 TFP 并没有表现出绝对 β 收敛趋势,但绝对 β 收敛检验的结果并不能排除医院的 TFP 存在条件 β 收敛的可能性。如果将医院自身条件的差异状况进行控制,是否会出现条件 β 收敛是本书需要探究的一个问题。

在进行条件 β 收敛分析时,本书并没有采用 Barro 等提出的函数进行检验,这是因为在人为选择控制变量时,通常没有一定的参考标准,带有很强的主观性,并且比较容易遗漏某些重要的控制变量。为了避免这种现象的产生,本书采用 Miller 和 Upadhyay 提出的面板数据固定效应模型进行分析。本书对县级公立医院的全要素生产率进行条件收敛检验采用以下模型:

$$\ln\frac{\text{TFP}_{it}}{\text{TFP}_{i0}} = \beta_0 + \beta_1\ln\text{TFP}_{i,t-1} + \beta_2\ln\text{X}_{i,t-1} + \varepsilon_{it} \tag{7-4}$$

其中,TFP_{it} 和 TFP_{i0} 分别表示末期和初期第 i 个医院全要素 Malmquist 指数;X 代表一系列的控制变量。β_1 若显著为负,则说明存在 β 收敛,表示每个医院都在朝各自的稳态水平趋近,这个稳态水平依赖于各医院自身的特征,即所有单元的稳态水平是不同的,因此各单元的效率差异会持久存在。

与收敛联系紧密的一个概念是收敛速度。条件 β 收敛速度是指各医院趋近各自稳定水平的速度。收敛速度一般以百分比表示,如果收敛速度为 2%,则意味着一个经济单元每年以 2% 的速度由实际水平向稳定水平接近,其计算公式为 $\beta = -(1-e^{-\mu T})/T$($\mu$ 为收敛速度,该值越大表示 TFP_{it} 向稳态水平收敛的速度越快)。

表 7-7 给出了条件 β 收敛的估计结果,Hausman 检验值在 1% 的显著性水平上拒绝了原假设,表明固定效应模型适用于本书。表中模型分别设定的是对不同控制条件下山东省县级公立综合性医院及中医院的全要素生产率收敛检验。其中模型(1)与模型(4)是考察不同经济条件等因素下各医院的全要素生产率收敛趋势;模型设定(2)与(5)加入的是医院所在地区的农村居民人均收入水平;模型(3)与(6)加入的是医院规模,即医院床位的数量。

条件收敛关注的重点是医院是否趋于自身的稳态,而不是所有医院趋于同一稳态。模型(1)的结果显示在控制了截面固定效应和时间固定效应后,山东省县级公立综合性医院的全要素生产率 β 系数通过了显著性检验,表现出显著的收敛趋势,其收敛速度为19.34%。模型(2)加入居民收入水平,此时系数 β 仍显著为负,且收入水平的系数在10%的检验水平下显著为正,表明提高当地居民的收入水平有利于缩小医院间生产效率的差异。模型(3)加入了医院的规模指数,此时系数β仍呈显著为负,但是该控制变量的系数为正但不显著,这表明单纯依靠扩大医院规模并不能直接缩小医院间生产效率的差异。

表 7-7　　　县级公立综合性医院全要素生产率的条件收敛估计结果

被解释对象	全要素生产率增长率的对数		
模型	(1)	(2)	(3)
常数项	0.038*** (15.03)	0.132 (1.06)	0.032*** (3.97)
β收敛系数	−0.726*** (−32.15)	−0.718*** (−33.06)	−0.724*** (−31.83)
人均收入水平	——	0.003* (1.96)	——
医院规模 (床位数)	——	——	0.001 (0.73)
调整 R^2	0.6623	0.6856	0.6626
F 统计量	1033.54***	551.63***	516.58***

注:根据面板数据回归 Hausman 检验结果,所有模型的估计结果采用固定效应模型回归得到。模型(1):$\chi^2 = 59.28$,$p < 0.05$;模型(2):$\chi^2 = 48.54$,$p < 0.05$;模型(3):$\chi^2 = 59.03$,$p < 0.05$。

三、小结

本章对山东省县级公立医院的全要素生产率及其分解项进行了全面系统的分析,并对造成其效率动态变化的原因进行了深入的探讨,通过分析可以发现山东省县级公立医院的全要素生产率在2006～2012年总体呈现增长趋势,但是同一类型不同规模的医院以及不同地区的医院之间全要素生产率的变化不同。

2006～2012年,山东省县级公立综合性医院的全要素生产率由于技术进步水平的不断提高,以年均3.7%的速度增长,此外由于其纯技术效率和规模效率均以0.1%的速度下降,使得综合性医院在研究区间内总体显示无效率。

不同经济地区医院的全要素生产率表现不同。对于县级公立综合性医院而言,高收入地区医院的全要素生产率表现最优,中等收入地区医院的全要素生产率以年均3.4%的速度递增,但增长速度最慢,低收入地区医院的全要素生产率以年均4.3%的速度增长。

不同规模医院的全要素生产率也表现不同,就县级公立综合性医院而言,随着规模的逐渐扩大,医院的全要素生产率增长速度呈增长趋势,即小规模医院的全要素生产率增长速度最慢,大规模医院的全要素生产率增长速度最快,主要原因是随着医院规模的扩大,医院的技术进步能力逐渐提高。

山东省县级公立医院的全要素生产率在新医改前后的表现也有所差异。就综合性公立医院而言,新医改后不论是技术效率还是技术水平的表现均不如医改前,使得其全要素生产率的增长速度也较医改前有所放缓,增长速度由医改前的5.1%下降到医改后的2.7%。

对山东省县级公立医院全要素生产率进行收敛检验。其中σ收敛检验结果显示山东省县级公立医院整体内部间的全要素生产率指数并未实现σ收敛趋势,即各医院间的生产效率之间的差距将会不断扩大,但是由于全要素生产率指数标准差与变异系数年际波动幅度较大,因此为了更为准确地考察不同医院间全要素生产率增长的收敛情况,本书对全要素生产率指数进行量化程度较高的β收敛检验。绝对β收敛检验结果显示,在山东省内综合性医院的全要素生产率呈显著收敛状态,收敛速度为 30.74%($\mu=-0.3074$),即在不考虑其他任何条件下,不同的综合性医院间的生产效率差距在逐渐缩小。将医院自身条件差异进行控制后的条件 β 收敛结果显示,山东省县级公立综合性医院的全要素生产率存在条件 β 收敛,这意味着在控制一定条件后,医院间的差距可以缩小,例如提高居民的收入水平,但单纯依靠扩大医院规模并不能直接缩小医院间生产效率的差异。

第八章　县级公立医院发展的政策建议

一、投入产出情况

(1)山东省县级公立医院投入产出要素均有所提高。

随着医院自身的发展及医疗卫生改革的逐步完善,医院的投入及产出要素也有所增长。研究发现,在 2006~2012 年间,山东省县级公立综合性医院在人力、资源等投入方面显著增长,山东省县级公立中医院的投入水平呈显著增长趋势,但总体上中医院的人力资源、医疗设备等在总量上低于综合性医院。新医改政策提出要提高县域中医药服务能力,加强县级医院中医服务能力建设,落实对中医医院的投入倾斜政策,研究结果显示该政策的方向是对的,有利于缩小中医院与综合性医院在资源配置方面的差异。

作为医院重要的投入产出要素,医院的收入与支出在研究期间内有波动,尽管综合性医院与中医院在收入支出总量方面都呈显著增长趋势,但医疗收支结余均为负值,而药品收支结余为正值,提示医院的医疗服务收入不能有效补偿医疗服务成本,而医院的药品收支结余在医院补偿机制中仍发挥着重要作用。2009 年,国家及山东省政府提出对于公立医院的补偿,要由服务收费、药品加成收入和财政补助 3 条渠道逐步改为医疗服务收费和财政补助 2 条渠道。此外,在新医改期间,基本药物制度在乡镇卫生院及村卫生室全面铺开,居民在最基层医疗机构的药品利用率有所提高,在一定程度上可能会对县级医院的药品销售量产生影响,进而影响其药品收入。

但是药品收入结余仍呈增长趋势,是医院最主要的经济来源之一,"以药养医"的形势依然严峻。政府可以酌情加大补助力度,以利于防止医院收费的隐形转化,切实解决群众"看病贵"问题。此外,本书的结果显示,政府对于县级公立医院的财政补助是逐渐上升的,但占医院收入的比例仍然偏低,作用有限。

随着医疗资源总量的增加,山东省县级公立医院的医疗服务量也有所增加,但研究结果显示综合性医院的服务量明显高于中医院。在 2006~2012 年间,中医院的门(急)诊人次增幅要高于综合性医院,而综合性医院在住院人数方面更加有优势,说明居民对于中医院服务的利用有所增加,但是可能由于中医院的功能属性问题,其住院服务水平依然有待提高,提示中医院的功能需要进一步加强和巩固。

对投入产出要素进行基本的比率分析,结果显示,综合性医院与中医院职工的工作效率与资源利用效率在 2006~2012 年间均有所提高,虽然综合性医院职工的数量远远高于中医院,但中医院的人均工作量要高于综合性医院,且中医院每职工所带来的业务收入则低于综合性医院。说明与综合性医院相比,中医院的卫生人力资源数量不能满足中医院发展的需要。提示在制定卫生人力资源政策时,要加强对中医领域的倾斜,同时需制定科学的激励制度,提高人力资源的相关待遇,包括培训、教育等激励措施以提高人力资源的工作能力,突破发展瓶颈,提高工作效率。

(2)山东省县级公立医院的医疗服务效率在 2006~2012 年间多呈现无效率状态,但效率水平呈增长趋势。规模效率低下是影响医院运行效率的主要因素。

利用 DEA 对医院的效率进行分析,发现尽管医院的投入与产出要素都呈增长趋势,但医院的运行效率却未呈现理想中的有效运行。研究发现山东省县级公立综合性医院与中医院的运行效率均低于1,说明平均效率水平处于 DEA 无效状态,存在资源利用率不充分的情况。由于研究区间跨越新医改这一政策节点,本书也对新医改前后医院的效率变化进行了分析。结果发现,山东省县级公立医院的技术效率在新医改后得到显著提升,但规模效率则显著下降,提示规模效率低下是影响县级公立医院效率不足的主要原因。这与一些学者的研究不一致,郎颖等人发现新医改后宁夏县级综合医院运行效率有所下降,但是同时也指出,下降的主要原因在于规模效率的下降,与本书一致。

从经济分区来看,地区经济水平对于综合性医院的技术效率的影响不显著,但是对规模效率的影响则比较显著,而发达地区综合性医院的规模效率表现最差;地区经济水平对中医院效率的影响较为显著,发达地区中医院的技术效率高于其他地区,但其规模效率则最低。发达地区由于经济优势,有较明显的资源优势,政府财政支持力度较夯实,提高效率水平的能力也较强,因此,技术效率高于其他地区,但是不合理的规模扩张反而制约其规模效率的增长。雷海潮指出,医院规模不合理扩张是制约医院发展的重要瓶颈。

从医院规模来看,小规模医院的效率水平要显著高于中规模及大规模医院,但是随着时间的推移,中规模与大规模医院的效率水平逐渐改善,与小规模医院之间的差距逐渐缩小。尽管医院的技术效率总体呈上升趋势,且非 DEA 有效医院的数量有所减少,但规模效率则显著下降,提示医院规模效率下降是影响医院技术效率进步的主要因素。因此,本书对医院的适宜规模进行探讨,分析发现并不是医院的规模越大效率越高。研究结果显示,综合性医院的床位控制在 250~500 张时,效率处于较高的水平;而中医院的床位在 200~350 张时,医院的规模效率处于较高水平,这与简伟妍等人的结果一致,其在对北京市公立医院规模与住院服务产出关系的研究中指出,床位处于 200~500 张时医院处于规模经济阶段。

由于山东省县级公立医院在研究区间内多呈无效率状态,因此,本书对非 DEA 有效医院的投入产出进行投影分析。非 DEA 有效决策单元的数量在 2009 年之前是增加的,但是 2009 年之后出现下降趋势,说明 2009 年起实施的新医改对于医院效率有改善作用,这也与本书前面的研究结果一致。对于引起医院非DEA有效的原因进行分析发现，综合性医院与中医院不同，综合性医院效率无效的主要原因在于投入过剩，而中医院效率无效的原因主要在于产出不足，这也与既往研究结果一致。这为医院管理者制定决策提供了依据，从而使得下一步的医院管理工作有了较为明确的目标及改进方向，提高了管理效率，同时为政策决策者制定及矫正卫生政策提供了实证依据，促进区域卫生的协调可持续发展。

（3）山东省县级公立医院受医院内外环境因素的共同影响，但不同类型医院的影响因素存在差异。

山东省县级公立综合性医院对于医院外部环境因素的影响较为显著，其中新医改这一政策要素对于综合性医院的技术效率及纯技术效率是起正向作用的，而对规模效率起负向作用，这提示新医改过程中医院的规模效率提升不显著，这也与本书效率测量部分的研究结果保持一致。此外，人口数量对于医院的技术效率起负向作用，即随着人口数量的增加，医院的技术效率是下降的，但该变量对医院规模效率是起正向作用的。然而随着人口数量的增加，特别是老年人口数量的增加，居民对于医疗服务的需求也会增加，会对医院的运行效率提出更高的要求，因此，如何提高医院的技术效率，满足居民健康需求是应当解决的重要课题。此外，农村居民的人均纯收入所代表的经济指标对医院的效率起正向作用，这也与前面的研究结果一致，即发达地区医院的效率表现要好于其他地区。除了院外因素，医院内部的因素也对综合性医院的运行效率产生重要影响，其中职工人均工资性收入及资产周转率显示正向作用，说明通过提高职工的工资性收入有利于医院提高效率。而医院的门诊费用、人均住院日、资产负债率及药占比则显示负向作用，说明医院可以通过控制医疗费用，缩短出院者人均住院天数以及控制资产负债率、降低药占比可有效提高综合性医院的运行效率，这也与其他学者的研究结果一致，且与我国新医改中提出的"控制药占比"的政策目标方向一致。

与综合性医院不同，山东省县级公立中医院的运行效率对于外部环境因素不敏感,更多的是受医院内部因素的影响。结果显示,医院职工的人均工资与药占比对医院效率的影响最为显著,其中通过提高中医院人均工资待遇,控制并进一步降低药占比可有效提高中医院的运行效率。值得注意的是,医院的资产负债率对于中医院规模效率起正向作用,说明就中医院而言,举债建设有利于提高其规模效率,但是资产负债率对于医院的纯技术效率则起负向作用,说明尽管该结果显示中医院可以通过负债提高规模效率,但同时降低纯技术效率,从而导致医院总技术无效,因此,中医院在进行发展战略部署时,需进行科学合理的效率及影响因素评价。

通过比较可以发现,职工的工资性收入以及药占比是影响两类型医院效率的共同因素,若要提高县域整体的医疗水平,这两方面是需要政策制定者及医院管理者关注的重点。

(4)新医改对山东省县级公立医院的技术效率有显著提升作用,但对规模效率的作用有限。

本书研究结果显示,不论是县级公立综合性医院还是县级公立中医院,其技术效率在新医改后得到显著的提高,而两类型医院的规模效率未呈上升趋势,甚至出现规模效率水平下降的状态。此结果与郎颖、马桂峰、吴树运等人的研究结果一致,所以,如何进一步提高医院的规模效率是今后卫生政策研究的重点。此外,进一步研究发现,高收入地区医院技术效率的提升水平要显著高于中收入及低收入地区医院,但高收入地区医院的规模效率下降幅度则显著高于中收入及低收入地区的医院。就不同类型的医院来说,山东省县级公立中医院的技术效率水平虽然总体低于综合性医院,但其改善幅度则相对要高于综合性医院。

2011年开始的县级公立医院改革,从医院的管理体制、补偿机制、人事管理、收入分配、药品供应、价格机制等方面都提出改革措施,但在医院的规模设置、科学运行方面的指导不足,对于新医改后出现的医院大规模扩张等不良现象的制约不足。而区域卫生规划尽管对县域卫生资源提出合理配置的政策建议,但是由于政策执行力度不足,发挥作用有限,出现政策低效现象。因此,如何完善县级公立医院改革,并加强政策的执行力,改善卫生政策低效应成为政策制定者关注的重点。

(5)山东省不同类型县级公立医院的全要素生产率增长率有差异,但随着时间的推移,全要素生产率增长率区域差距不会扩大,而是向着自身稳态方向发展。

本书结果显示,在 2006~2012 年期间,山东省县级公立综合性医院的全要素生产率以年均 3.7％的速度增长,而山东省县级公立中医院的全要素生产率则以年均 3.5％的速度增长。但是引起两类型医院全要素生产率增长的原因不同,综合性医院的全要素生产率主要是由于技术进步水平的提高,而中医院的全要素生产率则是技术效率与技术进步共同作用的结果。这说明,综合性医院若要进一步提高全要素生产率,提高其技术效率是关键;而中医院的技术效率水平的增长主要在于纯技术效率水平的增长,因此,提高规模效率是中医院提高其全要素生产率的关键。

从经济分区来看,高收入地区医院的全要素生产率表现最优,主要是由于高收入地区的技术效率与技术进步均呈现上升趋势。但是值得注意的是,高收入地区的规模效率呈下降趋势,提示若进一步提高其规模效率,高收入地区的技术效率会进一步提高,从而促进全要素生产率的提高。两种类型医院的全要素生产率在经济分区基础上的表现一致,提示如何提高规模效率应成为当前政策研究者与医院管理者关注的重点,这也与上述静态效率研究的结果一致。

从医院规模来看,不同规模医院的全要素生产率也表现不同。县级公立综合性医院的全要素生产率增长速度随着医院规模的扩大而增加,主要原因可能是随着医院规模的扩大,医院的技术进步能力逐渐提高;不同规模县级公立中医院的全要素生产率表现不同,其中中等规模医院的表现最优,小规模表现最差,造成这种差异的原因主要在于纯技术效率水平的差异。提示对于小规模医院来说,应当将政策与发展策略重点放在如何提高医院的纯技术效率水平上。

从新医改前后的表现来看,由于新医改后综合性医院的技术效率与技术进步增长水平均低于医改前,使得其全要素生产率的增长速度也较医改前有所放缓;但是由于中医院在新医改后的技术进步速度较医改前有所加速,使得其全要素生产率的进步速度也有所增加。因此,新医改对综合性医院的全要素生产率来说改善作用有限,但对中医院的全要素生产率有提升作用。

在了解医院的全要素生产率变动情况的基础上,对其变动方向进行了进一步的分析,引入了收敛检验。结果显示,山东省县级公立医院整体内部间的全要素生产率指数并未实现 σ 收敛趋势,说明各医院间的生产效率之间的差距将会不断扩大。但是由于全要素生产率指数标准差与变异系数年际波动幅度较大,因此加入 β 收敛检验。其中绝对 β 收敛结果显示,在山东省内综合性医院的全要素生产率呈显著收敛状态,说明在不考虑其他任何条件下,不同的综合性医院间的生产效率差距在逐渐缩小。而中医院则未实现绝对 β 收敛,说明在不考虑任何条件下,不同中医院间的全要素生产率差距在逐渐扩大;条件 β 收敛的结果显示,山东省县级公立综合性医院与中医院的全要素生产率均存在条件 β 收敛,说明在控制一定条件后,医院间的差距可以缩小,例如提高居民的收入水平,但单纯依靠扩大医院规模并不能直接缩小医院间生产效率的差异。根据内生增长理论,如果地区间存在要素流动,地区收敛也有可能发生,因此该结果具备理论支持。该结果说明山东省县级公立医院的全要素生产率是存在趋同现象的,说明均衡山东省县级公立医院效率水平,实现区域卫生协调发展的目标是可行的。

二、政策建议

(一)合理控制或发展县级公立医院的规模

本书分别对县级综合性医院与中医院的效率进行了评价,发现医院的规模效率低下是导致医院总运行效率低下的主要原因。对非 DEA 有效的医院进行分析发现,有些综合性医院存在产出不足的问题,而中医院则存在投入不足的问题。提示综合性医院可能存在规模不合理扩张的现象,因此,对于综合性医院来说,应当控制医院规模,提高医院人力及资源的设备利用率,减少浪费。对于中医院来说,有些医院可能存在规模不足的问题,需要加大对中医院的投入力度,加强人员及资源的扶持力度,适度扩大规模以实现规模经济。此外,需要严格实行医疗机构的设置规划,形成规模建设的制度化约束,各级卫生行政部门要建立相应的医院床位规模管理制度,形成对医院规模扩张的制度性约束。

(二)调整医药价格,降低患者人均医疗费用,严格贯彻落实县级公立医院改革

研究显示,在 2006～2012 年间,药品收入结余仍呈增长趋势,是医院最主要的经济来源之一,在医院补偿机制中仍发挥着重要的作用,但药品收入占业务收入的比例越高越不利于医院效率的提高,因此,需要加强对药品价格的监管和控制。2012 年的县级公立医院改革指出,取消"药品加成"政策,有利于控制药品费用增长及药占比的下降,因此需严格贯彻落实县级公立医院改革。对于药品零差率的补偿政策,应当依据各地的实际情况来定。对于经济发达地区,市场补偿能力较强,建议以价格调整补偿为主;对于经济欠发达地区,市场补偿能力不足,建议以增加政府财政投入为主,通过合理有效的补偿,有效防止医院收费的隐形转化,切实解决群众"看病贵"问题。

(三)完善医院激励机制,提高人力资源的质量和效率,促进医疗机构效率水平的提高

研究的结果均显示医务人员的人均工资性收入与医院的效率呈正相关关系,因此,应当重视医院人员的技术及劳务价值,这也是许多学者的共识。此外,全要素生产率的分析发现技术水平不高是医院效率低下的重要原因,而提高人力资源的职业素质和工作效率是促进医院技术水平提高的关键,因此,在保证人力资源数量满足医院发展需求的基础上,需进一步加强对职工专业水平的提升。激励是持续激发人的动机的心理过程,为人的行为提供动力,激励用于管理就会调动医院职工的积极性,因此,医院应当制定合理的薪酬分配激励机制,同时加强对职工的非经济激励,例如加强对医院职工的培训与再教育,加强与上级医院的交流,推动职工的技术流动等。

(四)加强医院财务管理,提高医院资产运营的安全系数和效率

研究发现,医院的资产负债率及资产周转率对于医院整体的运行效率有重要的影响,其中资产负债率越高,医院的效率越低。而山东省县级公立医院在 2006 年以来,资产负债率呈缓慢增长趋势。有研究指出,当医院的资产负债超过 40% 时,医院就有可能出现财务风险。提示医院的财务管理不仅仅是对医院收支的管理,更是对资本运用的管理,是对医院财务风险的防范。因此,建议加强对医院财务风险的管理,建立有效的风险预警机制。具体的措施包括加强医院负债融资的管理,2012 年国务院发布的《关于县级医院综合改革试点的意见》也提出,县级政府对所在医院履行出资责任,禁止县级医院举债建设,控制医院负债规模和结构,规范医院在经营过程中的道德风险和短期行为;加强医院的成本核算,严格控制医院支出,节能降耗,降低医院提供服务的运营成本;可以采取多种渠道拓宽医院的融资能力,降低医院的负债经营风险。若医院依靠自身的经营和财政投入无法满足发展的需求,其更多地寻求外部资金来求生存和发展,会导致医院的负债率较高,财务风险较大,因此应当加强对融资渠道的管理,在合理分配使用财政专项资金的同时,可以通过医院内部内源性的筹资方式以及引导民间投资、引入社会资本的方式谋求发展。

(五)重视县域卫生资源配置的规划并提高其有效性,加强政府财政投入

确保卫生资源配置的公平性,做好区域卫生规划是重要的基础。收敛性检验结果显示,如果加强对某些条件的控制,山东省县级公立医院可实现生产率收敛,即可以实现区域卫生的协调均衡发展。因此,需要在充分利用市场机制的基础上加强政府在制度、规划、服务及监管等方面的职责,根据区域的经济和社会发展水平以

及居民健康需求变化,实行分类指导,调整资源配置,促进卫生资源配置的公平、公正。

对于医院收支结构的分析可以发现,虽然政府对县级公立医院的财政补助是逐渐上升的,但是财政收入占医院收入的比重依然较低,补偿作用有限,这也与既往学者的研究结果一致,因此,需要进一步加强和提高政府投入的额度,特别是中医院,其对于财政补助的依赖程度要高于综合性医院。若要鼓励中医发展,强有力的财政保障是基础,应当有针对性地加大对中医药事业的政府投入。但是由于区域经济差异,各地政府财政补助水平差异明显,需要制定有针对性的、可操作的政府补偿长效机制,明确国家级和省级贫困县的财政投入责任,明确中央、省及市各级财政的县级公立医院投入分担机制。此外,需要进一步改革政府补偿方式,例如由按人头补偿向按工作量、按项目补偿转化,保证财政补偿的合理性和公平性,确保公立医院的可持续发展。

(六)加强对县级公立中医院的政策扶持

作为农村中医药事业发展的"龙头"及中医技术指导中心,县级公立中医院的发展对于农村中医药事业的发展有重要作用。国家在《中共中央国务院关于深化医药卫生体制改革的意见》以及《近期重点改革实施方案中》均指出在落实公立医院政府补助政策时,要对中医院予以倾斜,并在之后的《公立医院改革试点指导意见》的主要任务中明确落实中医药扶持政策,目的在于完善中医院的投入和补偿机制。而本书的研究发现,无论是在医院的投入还是产出,山东省县级公立中医院的水平和能力都要低于综合性医院。中医院对于药品收入及财政收入的依赖性要高于综合性医院,因此,国家应当持续推进对于中医院的政策倾斜政策,同时采取有效措施充分发挥中医药的作用;在医疗保障政策和基本药物政策中鼓励中医药服务的提供和使用,引导和利用中医药适宜技术,并适度提高中医药及中医诊疗技术的报销比例等。

第九章　县级中医院医疗服务效率评价及影响因素研究

在进行了理论复习和文献综述后,本书对山东省中医医疗服务效率及影响因素进行了实证研究。在实证研究之前,首先根据文献综述中的卫生医疗服务效率相关理论的研究对主要概念进行界定,然后对本书中的效率评价的指标进行选择,并且对影响因素的指标也进行合理的筛选,最后以研究的理论框架和实证模型为基础,结合研究对象的特点,进行问卷设计、专家访谈和数据分析等。

一、分析框架

根据管理环境理论,我们可以将一个医疗机构的环境分为外部环境和内部环境。而外部环境对于一家企业来说是一项不可缺少的工作,有助于对利害得失的权衡,制定和实施正确的发展战略,进行科学的经营管理。这种外部环境有宏观、微观之分。微观的外部环境就是由不可控制的、对经营活动有影响的因素所构成的行业环境,包括市场、产品、供应厂商、竞争对手等;宏观的外部环境则由一些大范围的社会力量所构成,更是企业很难控制的因素。它可以概括为政治因素信息、经济因素信息、社会因素信息、技术因素信息等四大类。影响中医院医疗服务效率的内部环境因素主要有卫生人力、卫生技术、卫生经费、卫生设备设施、卫生服务等。根据对医院效率的综述可以看出,医疗机构的效率是外部环境、内部环境共同起作用的过程,所以,研究中医医疗服务效率应该综合地考虑内部环境和外部环境的影响。根据这些内容,我们构建了本书的分析框架(见图 9-1)。

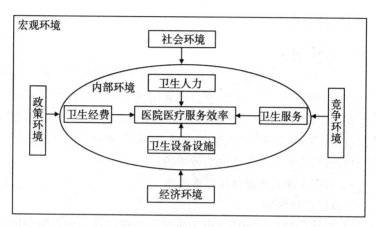

图 9-1 宏观环境模型

二、资料来源

本书的样本医院为 10 家山东省县级中医院,资料来源于 2010 年山东省卫生厅、山东省中医药管理局开展的全省中医药基本现状普查工作。该调查是全面调查,主要内容包括:

(1)中医药政策及管理体系情况:调查中医药的政策及政策落实情况,全省中医药行政管理体系及职能落实情况。

(2)中医药服务体系及机构建设情况:调查中医药服务机构的设置及分布,各类中医药服务机构的数量、规模及职能;调查全省中医药服务资源的配置情况,不同区域中医药资源配置情况;调查社会经济发展与中医事业发展情况等。

(3)中医药服务机构的建设及资源配置情况:调查全省各级各类卫生服务机构中医药服务人、财、设备、设施等资源分布及结构、质量情况。

(4)中医药服务情况:调查全省各级各类医疗卫生机构中医药

服务情况,包括服务技术、项目等应用情况,调查住院、门诊服务病人的中医药应用情况。

三、研究方法

(一)模型选择

对于 DEA 的模型选择,参考第三章效率测量方法的综述,选取 DEA 的 CRS 模型和 VRS 模型。主要因为 CRS 模型和 VRS 模型不需要首先设定医院的生产函数和无效率项的分布假设,而是使用数据包络分析的方法构建出最佳实践面,将决策单元同最佳的决策单元相比较,计算出每个单元的效率值。

(二)DEA 投入产出指标筛选方法

1. 指标选择原则

(1)指标要具有代表性。由于本书主要探讨的是中医院中的中医医疗服务效率,所以只选择和中医医疗服务有关的指标。

(2)指标要具有全面性。所选的指标应当包括所评价对象的各个方面,构成一个完备的指标集合,少一个就不充分,多一个就信息重叠和浪费,最好一个指标能反映一个方面。本书选择了涵盖卫生人力、卫生设备、卫生经费、卫生服务等方面。

(3)指标要具有科学性。每一个所选的指标都应当建立在已有的研究和调查基础之上。

(4)指标要具有确定性。所选的指标除了应当是真实可靠的以外,还应当是量化和标准化的,以利于不同地区之间的对比。

(5)指标要具有灵敏性。所选的指标在评价个体间变化较大,能反映不同评价个体间的差别。

2. 投入产出指标体系的选择

医院主要功能是救死扶伤,不生产具体有形的产品,其经营过程表现为服务提供,在投入与产出上不容易界定。在国际上,相关学术界对医院投入和产出的划分普遍认可的方法为生产法(Production Approach)。这种方法将医院的经营过程类比为企业的生产过程,将医院视为使用资本、劳动力等生产要素生产住院患者等健康产品的生产商。

通过图 9-2 可以看出,在医院的经营过程中,投入的主要是人、财、物等资源,而产出的通常为医疗卫生的产品和服务的数量。

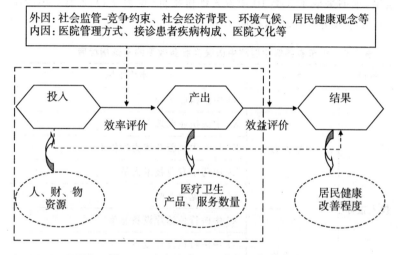

图 9-2 生产法类比医院的经营过程

医院的功能主要是医疗、教育、科研及预防和社区卫生保健服务,其中医疗是医院的主要功能和中心任务。诊疗、护理两大业务为医疗工作的主体,并和医院的医技及其他辅助科室协作配合形成医疗整体。医院医疗一般分为门诊医疗、住院医疗、康复医疗和急救医疗。其中门诊和急救医疗是医疗工作的第一线,住院医疗是对复杂或疑难危重病人进行诊疗的重要方式。

本书的研究针对县级中医院中医医疗服务效率,所以,所有的投入指标和产出指标均为中医方面。结合生产法和医院医疗的功能,本书讨论的中医医疗服务仅包含医疗机构中针对个体患者所提供的服务,没有包括康复以及卫生防疫保健卫生服务。所以,主要是关注诊疗和护理两大业务,主要考虑的是门诊医疗、住院医疗和急救医疗,不考虑科研、教育、预防和社区卫生保健服务等。

对国内文献的复习发现,国内很多文献对投入产出的变量选择相对较为广泛,并且具有较大差异。所以在文献研究的基础上,根据 2010 年山东省中医基本现状普查数据的可获得性以及文献研究结果,本书采取了 3 类 10 项投入评价指标(见表 9-1),2 类 7 项产出指标体系构建了备选指标库。

表 9-1　山东省县级中医院中医医疗服务效率的备选指标库

条目	类别	评价指标
投入指标	卫生人力	X1 中医执业医师
		X2 中医执业助理医师
		X3 具有中医服务能力的护士
		X4 中药学专业技术人员
		X5 中医见习医师
	卫生设施	X6 中医特色诊疗设备总值
		X7 中医特色诊疗设备
		X8 中药房面积
		X9 中医科床位数
	卫生经费	X10 中药费支出
产出	收入	Y1 中药医疗收入
		Y2 中药费收入
	中医医疗服务	Y3 中医专家门诊人次数
		Y4 中医科门诊人次数
		Y5 中医科出院人数
		Y6 中药处方(中药饮片、中成药)数
		Y7 能够运用的中医疗法种数

3. Pastor 方法筛选变量

由于 DEA 方法对评价指标的要求，最终筛选的指标数量不能超过被评价单元数量的一半，而本书选取了 101 家县级中医院，因此在构建模型时，变量应适当控制数量，样本含量小或选择的投入产出的变量过多，会导致多数决策单元处在生产前沿面上，称为"技术有效单位"，从而导致评估失败。

变量的选取非常关键，能够影响模型的质量，所以，我们利用了 Pastor 等人基于严密的数学论证和推导提出的 DEA 研究中较为有效的筛选变量方法（记为 Pastor 方法）。

具体的筛选过程如下：

(1)计算变量之间的相关系数。选择相关性最强的投入变量（不多于 2 个）与相关性最强的产出变量（不多于 2 个）建立基础模型 Model1 并计算效率。

就本书而言，在投入指标中，X1 中医执业医师和 X2 中医执业助理医师的相关系数为 0.683，P 值为 0.000，有显著相关性。在产出指标中，Y4 中医科门诊人次数和 Y5 中医科出院人数的相关系数为 0.603，P 值为 0.000。因此，将 X1 中医执业医师和 X2 中医执业助理医师作为投入变量，Y1 中医医疗收入（万元）、Y2 中药费收入（万元）作为产出变量，构建基础模型 Model1，并计算效率（见表 9-2 和表 9-3）。

表9-2　投入指标的相关系数矩阵

变量	项目	X1	X2	X3	X4	X5	X6	X7	X8	X9	X10
X1 中医执业医师	Pearson 相关性	1	0.678**	0.009	0.448**	0.282**	0.014	0.493**	-0.018	0.683**	0.397**
	显著性（双侧）		0.000	0.092	0.000	0.004	0.889	0.000	0.861	0.000	0.000
	N	101	101	101	101	101	101	101	101	101	101
X2 中医执业助理医师	Pearson 相关性	0.678**	1	-0.005	0.266**	0.251*	0.151	0.415**	-0.026	0.643**	0.300**
	显著性（双侧）	0.000		0.961	0.007	0.011	0.131	0.000	0.795	0.000	0.002
	N	101	101	101	101	101	101	101	101	101	101
X3 具有中医服务能力的护士	Pearson 相关性	0.009	-0.005	1	0.311**	-0.011	-0.022	0.097	-0.081	0.053	-0.043
	显著性（双侧）	0.092	0.961		0.002	0.910	0.827	0.337	0.420	0.601	0.668
	N	101	101	101	101	101	101	101	101	101	101

续表

变量	项目	X1	X2	X3	X4	X5	X6	X7	X8	X9	X10
X4 中药学专业技术人员	Pearson相关性	0.448**	0.266**	0.311**	1	0.197*	0.015	0.346**	-0.038	0.216*	0.090
	显著性（双侧）	0.000	0.007	0.002		0.048	0.882	0.000	0.706	0.030	0.373
	N	101	101	101	101	101	101	101	101	101	101
X5 中医见习医师	Pearson相关性	0.282**	0.251*	-0.011	0.197*	1	-0.024	0.377**	-0.014	0.182	0.242*
	显著性（双侧）	0.004	0.011	0.910	0.048		0.813	0.000	0.888	0.068	0.015
	N	101	101	101	101	101	101	101	101	101	101
X6 中医特色诊疗设备总值（千元）	Pearson相关性	0.014	0.151	-0.022	0.015	-0.024	1	-0.100	0.187	0.065	-0.101
	显著性（双侧）	0.889	0.131	0.827	0.882	0.813		0.321	0.061	0.520	0.316
	N	101	101	101	101	101	101	101	101	101	101

续表

变量	项目	X1	X2	X3	X4	X5	X6	X7	X8	X9	X10
X7 中医特色诊疗设备（台）	Pearson相关性	0.493**	0.415**	0.097	0.346**	0.377**	−0.100	1	−0.052	0.405**	0.193
	显著性（双侧）	0.000	0.000	0.337	0.000	0.000	0.321		0.602	0.000	0.053
	N	101	101	101	101	101	101	101	101	101	101
X8 中药房面积（平方米）	Pearson相关性	−0.018	−0.026	−0.081	−0.038	−0.014	0.187	−0.052	1	−0.009	−0.016
	显著性（双侧）	0.861	0.795	0.420	0.706	0.888	0.061	0.602		0.928	0.872
	N	101	101	101	101	101	101	101	101	101	101
X9 中医科床位数	Pearson相关性	0.683**	0.643**	0.053	0.216*	0.182	0.065	0.405**	−0.009	1	0.457**
	显著性（双侧）	0.000	0.000	0.601	0.030	0.068	0.520	0.000	0.928		0.000
	N	101	101	101	101	101	101	101	101	101	101

续表

变量	项目	X1	X2	X3	X4	X5	X6	X7	X8	X9	X10
X10 中药费支出	Pearson 相关性	0.397**	0.300**	-0.043	0.090	0.242*	-0.101	0.193	-0.016	0.457**	1
	显著性（双侧）	0.000	0.002	0.668	0.373	0.015	0.316	0.053	0.872	0.000	
	N	101	101	101	101	101	101	101	101	101	101

表 9-3　产出指标的相关系数矩阵

变量	项目	Y1	Y2	Y3	Y4	Y5	Y6	Y7
Y1 中医医疗收入（万元）	Pearson 相关性	0.006	0.480**	0.482**	1	0.603**	0.191	0.117
	显著性（双侧）	0.955	0.000	0.000		0.000	0.056	0.244
	N	101	101	101	101	101	101	101
Y2 中药费收入（万元）	Pearson 相关性	0.233*	0.563**	0.156	0.603**	1	0.375**	0.151
	显著性（双侧）	0.025	0.000	0.119	0.000		0.000	0.132
	N	101	101	101	101	101	101	101
Y3 中医专家门诊人次数	Pearson 相关性	0.009	−0.005	1	0.311**	−0.011	−0.022	0.097
	显著性（双侧）	0.092	0.961		0.002	0.910	0.827	0.337
	N	101	101	101	101	101	101	101

续表

变量	项目	Y1	Y2	Y3	Y4	Y5	Y6	Y7
Y4 中医科门诊人次数	Pearson 相关性	1	0.445**	-0.076	0.006	0.223	0.020	0.096
	显著性（双侧）		0.000	0.451	0.955	0.025	0.846	0.341
	N	101	101	101	101	101	101	101

（2）以 Model1 为基础模型，增加一个变量到基础模型中去，重新计算每个医院的效率。定义 ρ_i 为第 i 个医院在这个模型中的效率变化百分比，如 ρ_i 接近 0，说明新变量没有对效率得分产生较大影响，按照 Pastor 给出的判定标准，当 $|\rho_i|>0.1$，则说明新增变量对效率的影响不可忽略。按照这个原则，将剩下的投入变量依次纳入，构建 Model2 到 Model9，并与 Model1 相比较，计算每个模型中的 $|\rho_i|$。通过表 9-4 可以看出，Model9 中的效率改变比重最大，有 77％医院的效率改变了 $|\rho_i|>0.1$。根据 Pastor 的判定标准，若不存在 15％以上的医院样本效率得分发生变化的话，新增变量对模型产生的影响可以忽略，该变量可以删除。除了 Model2，其他的投入变量均纳入构建了 Model10。

（3）以 Model10 为基础，依次引入产出变量，构建 Model11、Model12、Model13、Model14。通过计算 $|\rho_i|$ 可以看出，Model11 和 Model12 的改变比率为 15％和 29％，也就是 $|\rho_i|>0.1$ 的医院比率分别为 15％和 29％。我们将产出变量中的 Y1、Y2、Y4、Y5 和投入变量中除了 X2 以外的全部纳入，构建 Model15。

表 9-4　　　　利用 Pastor 方法筛选指标的过程和结果

项目	Step1									Step2						
产出变量	M1	M2	M3	M4	M5	M6	M7	M8	M9	M2	M3	M4	M5	M6	M7	M8
Y1	X	X	X	X	X	X	X	X	X	X	X	X	X	X	X	X
Y2	X	X	X	X	X	X	X	X	X	X	X	X	X	X	X	X
X1	X	X	X	X	X	X	X	X	X	X	X	X	X	X	X	X
X2	X	X	X	X	X	X	X	X	X	X	X	X	X	X	X	X
X3		X								X	X	X	X	X	X	X
X4			X								X					

续表

项目 产出变量	Step1									Step2						
	M1	M2	M3	M4	M5	M6	M7	M8	M9	M2	M3	M4	M5	M6	M7	M8
X5			X									X				
X6				X									X			
X7					X									X		
X8						X									X	
X9							X									
X10																X
recent		11	51	24	12	27	24	21	77	74	29	75	73	19	18	16

项目 投入变量	Step3						Step4				
	M10	M11	M12	M13	M14	M15	M10	M11	M13	M14	M15
X1	X	X	X	X	X	X	X	X	X	X	X
X2	X	X	X	X	X	X	X	X	X	X	X
X3	X	X	X	X	X	X	X	X	X	X	X
X4	X	X	X	X	X	X	X	X	X	X	X
X6	X	X	X	X	X	X	X	X	X	X	X
X7	X	X	X	X	X	X	X	X	X	X	X
X8	X	X	X	X	X	X	X	X	X	X	X

续表

项目	Step3						Step4								
投入变量	M10	M11	M12	M13	M14	M15	M10	M11	M13	M14	M15				
X9	X	X	X	X	X	X	X	X	X	X	X				
X10	X	X	X	X	X	X	X	X	X	X	X				

项目	Step1									Step2						
产出变量	M1	M2	M3	M4	M5	M6	M7	M8	M9	M2	M3	M4	M5	M6	M7	M8
Y1	X	X	X	X	X	X	X									
Y2	X	X	X	X	X	X	X									
Y3		X						X								
Y4			X													
Y5				X					X							
Y6					X					X						
Y7						X	X	X	X	X	X					
recent		15	14	15	38	12				15	13	17	21			

最终建立了 Model16,纳入的投入变量分别为 X1 中医执业医师、X2 中医执业助理医师、X3 具有中医服务能力的护士、X4 中药学专业技术人员、X5 中医见习医师、X6 中医特色诊疗设备总值(千元),产出变量为 Y1 中医医疗收入(万元)、Y2 中药费收入(万元)、Y5 能够运用的中医疗法种数、Y6 中药(中药饮片、中成药)数。

（三）影响因素指标体系构建方法

1. 文献复习法

效率评价主要是针对投入和产出进行评价，而医院的医疗效率还受到医院运营内部因素和外界环境、社会因素的影响。

文献资料主要包括维普、万方、CNKI 和 PubMed 等数据库，查阅与医疗机构服务效率有关的文献，从而梳理机构服务效率的维度和指标，构建农村医疗机构中医服务效率影响因素的分析框架。

2. 专家咨询法

德尔菲法（Delphi）又称"专家咨询法"，是美国兰德（Rand）公司于 1964 年发明并首先使用的一种定性技术预测方法。它是在专家会议预测的方法基础上发展起来的，其核心是通过匿名的方式进行几轮函询征求专家们的意见。德尔菲法已经在不同的领域得到了广泛应用。

研究者根据研究列出一系列的指标，分别征询专家的意见，然后在专家意见的基础上进行统计处理，并最后确定具体的评价指标体系。

（1）专家遴选情况。合适的专家选择是德尔菲法预测成功的关键。在遴选专家时，应注意以下原则：一是拟选择的专家不要仅局限于某一领域的权威，因为权威的人数是有限的；二是拟选择专家的研究方向应该与本研究问题相关，或具有相关经历；三是根据研究项目规模确定专家人数，一般以 15～50 人为宜。

（2）专家基本情况。根据研究目的，本研究共选择了 20 名专家，其中，10 名专家来自省内医学院校和研究机构，5 名专家在内医疗机构中从事中医药管理和 5 名从事中医药服务的医务人员。邮寄了咨询表 20 份，回收了 18 份，回收率达 90%。专家权威成熟度均在0.65～0.75，平均值为 0.70，说明专家对本研究的结果是可信的（见表 9-5）。

表 9-5 咨询专家的基本情况

基本情况		人数	构成比(%)
性别	男	13	65
	女	7	35
年龄(岁)	30～40	8	40
	40～50	6	30
	50 以上	6	30
学历	本科	3	15
	硕士	9	45
	博士	8	40
职称	中级	3	15
	副高级	7	35
	正高	10	50

3. AHP 层次分析法

层次分析法由美国运筹学家 T. L. Saaty 于 20 世纪 70 年代提出。该方法的基本原理是根据问题的性质和要达到的总目标,将问题分解为不同的组成因素,并按照因素间的相互关联以及隶属关系将因素按不同层次聚集组合,形成一个多层次的分析模型,从而最终使问题归结为最低层(供决策的方案、措施等)相对于最高层(总目标)的相对重要权值的确定或相对优劣次序的排定,用于解决多目标、多准则、多层次的复杂系统问题。

四、分析方法

(一)描述性统计分析

描述性统计分析主要用于投入—产出指标的描述和比较,影响因素各个指标的基本特征。通过描述性的分析,我们可以得到如下的信息：

一是发现投入—产出指标、影响因素指标的基本特征。

二是根据投入产出的基本特征，将医院投入—产出指标按照规模、地域、分值等进行重新归类。

服从正态分布的数值变量主要采用均数和标准差，不服从正态分布的数值变量主要采用中位数指标。分类变量主要是采用率、构成比、差值等进行描述。

（二）Tobit 回归分析

运用 DEA 虽然可以评价决策单元的相对效率，就个体而言，虽然可以依据松弛变量提出对策，但是不能从整体上找到效率的影响因素，因此，就必须引入多元分析技术找到效率的影响因素。从效率值的阶段数据特征出发，应当建立 Tobit 模型进行第二阶段的研究。

如果因变量是部分连续分布和部分离散分布的数据时，普通的最小二乘法（OLS）就不再适合，要解决这类问题需要采用基于最大似然估计原理的 Tobit 模型。

1. Tobit 模型

Tobit 模型是针对部分连续分布和部分离散分布的因变量提出的一个经济计量学模型，适用于在正值上大致连续分布但包含一部分以正概率取值为 0 或 1 的结果变量。一般情况下，如果自变量的取值在某个范围之内或在数据整理时进行了截断，且与自变量有关，则有如下线性回归模型：

$$Y_i = \beta_0 + \beta^T X_i + u_i$$

其中，$i=1,2,3,\cdots$在本书中，Y_i 为效率值，X_i 是解释变量，β^T 为未知参数向量，$u_i \sim N(0,\sigma_2)$。可以证明，当采用极大似然法对 Tobit 模型进行估计时，得到 β^T 和 σ^2 是一致估计量（当因变量为离散变量时，如果采用最小二乘法对回归模型进行估计，会导致估计量有偏且不一致）。

所以在本书中，我们选取 Tobit 模型作为分析医院效率影响因素的分析模型。

2.Tobit 回归变量的选择

影响因素的选择遵循如下的 2 条原则：选择已有的研究文献普遍采用的变量；不应包含在 DEA 模型的投入、产出变量中。

在本书中，将影响医院效率的因素分为外部因素和内部因素两大部分，其中影响效率的外部因素包括社会经济状况、政策环境、竞争环境，影响效率的内部因素包括医院内部因素。在 4 个一级指标下细分为 20 个二级指标。

采用 Tobit 回归分析医院效率的影响因素，因变量为医院的效率得分，自变量为前面所列的影响医院效率的外部因素和内部因素两大部分中包含的各指标。

第十章 山东省县级中医院的基本情况

本章主要分析山东省县级公立中医院中医医疗服务情况。中医医疗服务情况主要包括医疗机构的基本情况、中医医务人员的基本情况以及服务项目的开展情况。

一、基本情况

山东省县级中医院共有 101 家。其中,医疗保险定点机构占 100%,新农合定点机构占 99.01%,其他服务配置情况如表 10-1 所示。

表 10-1 山东省县级中医院服务配置情况

类别	配置该服务的医疗机构数量(家)	百分比(%)
机构数量	101	
医疗保险定点机构	101	100.00
新农合定点机构	100	99.01
急救网络覆盖医院	85	84.16
使用医院信息系统	96	95.05
使用财务管理系统	92	91.09
使用医生工作站	50	49.50
使用护士工作站	79	78.22
使用药品管理系统	95	94.06

续表

类别	配置该服务的医疗机构数量(家)	百分比(%)
病案统计系统	50	49.50
有医院信息化专职管理人员	80	79.21
有医院病案统计专职技术人员	83	82.18

二、人员情况

(一)人员总体情况

山东省县级中医院共有编制人员 20746 人,在岗职工 24991 人,其中卫生技术人员 21775 人(见表 10-2)。

表 10-2　　　　山东省县级中医院人员总体情况

项目	人数(人)	平均值(人)
编制人数	20746	205
在岗职工数	24991	247
其中:卫生技术人员	21775	216

(二)卫生技术人员执业结构总体情况

在山东省县级中医院卫生技术人员中,执业医师占 39.00%,执业助理医师占 3.59%(见表 10-3)。

表 10-3　　　山东省县级中医院卫生技术人员执业结构情况

执业结构	人数(人)	百分比(%)
执业医师	8492	39.00
执业助理医师	782	3.59
注册护士	7372	33.86
药学专业技术人员	1839	8.45
见习医师	493	2.26

(三)执业医师结构情况

山东省县级中医院共有执业医师 8492 人,其中中医执业医师人数 3079,占到总人数的 36.26%(见表 10-4)。

表 10-4　　　　山东省县级中医院执业医师结构情况

执业医师	人数(人)	百分比(%)
中医类别执业医师	8492	
中医执业医师	3079	36.26
中西医结合执业医师	146	1.72
民族医执业医师	5	0.06
师承和确有专长人员	40	0.47

(四)执业助理医师结构情况

山东省县级中医院共有执业助理医师 782 人,其中中医类别执业助理医师为 221,所占比重为 28.26%(见 10-5)。

表 10-5　　　　山东省县级中医院执业助理医师结构情况

执业助理医师	人数(人)	百分比(%)
中医类别执业助理医师	782	
中医执业助理医师	180	23.02
中西医结合执业助理医师	36	4.60
民族医执业助理医师	0	0.00
师承和确有专长人员	5	0.64

(五)其他人员执业结构情况

山东省县级中医院共有注册护士 7372 人,药学专业技术人员 1839 人,见习医生 493 人(见表 10-6)。

表 10-6   山东省县级中医院其他人员执业结构情况

其他执业结构	人数（人）	百分比（%）
注册护士	7372	
具有中医护理学相关专业学历的护理人员	1173	15.91
系统接受中医基础理论知识和基本技能训练的护理人员	3740	50.73
药学专业技术人员	1839	
中药学专业技术人员	875	47.58
见习医生	493	
中医	132	26.77

三、基础设施情况

（一）床位情况

山东省县级中医院共有编制床位 19633 张，实有床位 20391 张（见表 10-7）。

表 10-7   山东省县级中医院床位情况

床位情况	总量（张）	平均值
编制床位	19633	194.39
实有床位	20391	201.89
实际开放总床日数	6873312	68052.59
实际占用总床日数	5244681	51927.53
出院者占用总床日数	5146186	50952.34

（二）房屋及基本建设情况

山东省县级中医院总占地面积为 2553967 平方米,房屋建筑面积为 1602513 平方米(见表 10-8)。

表 10-8　　　　　山东省县级中医院房屋及基本建设情况

房屋及基本建设情况	总面积(平方米)	百分比(%)
医院总占地面积	2553967	
房屋建筑面积	1602513	
业务用房面积	1159516	72.36
危房面积	27715	1.73
租房面积	19813	
业务用房面积	16940	85.50

（三）设备情况

山东省县级中医院医疗设备总值为 6882591.1 万元,其中中医特色诊疗设备总值为 41866.1 万元(见表 10-9)。

表 10-9　　　　　山东省县级中医院设备情况

设备情况	总量(万元)	百分比(%)
医疗设备总值	6882591.1	
中医特色诊疗设备总值	41866.1	0.61

1. 上报医用设备情况

山东省县级中医院上报医用设备中,总量居前三位的是人工肾透析装置、危重病人监护系统、医学影像存档传输系统,数量分别为 561 套、464 套、398 套(见表 10-10)。

表 10-10　　　　　　山东省县级中医院上报医用设备情况

设备名称	设备总量（台）	平均设备量
800MA 及以上医用 X 线诊断机（不含 DSA）	39	0.39
500MA-750MA 医用 X 线诊断机	145	1.44
医用磁共振成像设备（核磁）	22	0.22
彩色脉冲多普勒超声诊断仪	161	1.59
B 型超声诊断仪	147	1.46
X 线电子计算机断层扫描装置	86	0.85
危重病人监护系统	464	4.59
医学影像存档传输系统	398	3.94
全自动生化分析仪	116	1.15
血液酸碱气体分析仪	41	0.41
人工肾透析装置	561	5.55
救护车	182	1.80
其他	310	3.07

2. 中医特色诊疗设备情况

山东省县级中医院中医特色诊疗设备中，总量居前三位的是特定电磁波治疗仪、针刺手法针疗仪、微波治疗仪，数量分别为 657 台、278 台、210 台（见表 10-11）。

表 10-11　　　　山东省县级中医院特色诊疗设备情况

设备名称	设备总量（台）	平均设备量
针刺手法针疗仪	278	2.75
阿是超声波治疗仪	13	0.13
玉玄针法治疗仪	5	0.05

续表

设备名称	设备总量(台)	平均设备量
多功能艾灸仪	24	0.24
远红外按摩理疗床	29	0.29
智能通络治疗仪	18	0.18
经络导平治疗仪	29	0.29
特定电磁波治疗仪	657	6.50
光电治疗仪	47	0.47
微波治疗仪	210	2.08
足疗仪	57	0.56
电子经络治疗仪	45	0.45
骨质疏松治疗康复系统	13	0.13
电脑三维多功能牵引装置	44	0.44
三维多功能腰椎牵引床	94	0.93
多功能椎间盘复位机	16	0.16
电脑骨伤治疗仪	86	0.85
电脑骨伤愈合仪	24	0.24
软组织伤痛治疗仪	42	0.42
免疫治疗系统	6	0.06
射频(针刺)肿瘤治疗仪	15	0.15
体腔热灌注治疗机	4	0.04
肛肠综合治疗仪	67	0.66
智能肛周熏洗治疗仪	30	0.30
医用多功能吸注套扎器	10	0.10
结肠透析机	6	0.06

续表

设备名称	设备总量(台)	平均设备量
医用智能汽疗仪	9	0.09
超声雾化熏洗仪	36	0.36
熏蒸床	85	0.84
智能型中药熏蒸汽控治疗仪	19	0.19
腿浴治疗器	26	0.26
其他(1万元以上)	533	5.28

四、收入和支出情况

(一)收入情况

1.总收入

山东省县级中医院总收入为352436.9万元(见表10-12)。

表10-12　　　　山东省县级中医院总收入情况

收入情况	总量(万元)	百分比(%)
总收入	352436.9	100.00
财政补助收入	20431.4	5.80
上级补助收入	629.2	0.18
医疗收入	166577.5	47.26
药品收入	157661.3	44.73
其他收入	7137.5	2.03

2.财政补助收入

山东省县级中医院财政补助收入为20431.4万元(见表10-13)。

表 10-13   山东省县级中医院财政补助收入情况

收入情况	总量(万元)	百分比(%)
财政补助收入	20431.4	100.00
基本支出补助	10438.9	51.09
项目支出补助	8227.9	40.27

3. 医疗收入

山东省县级中医院医疗收入为 166577.5 万元(见表 10-14)。

表 10-14   山东省县级中医院医疗收入情况

收入情况	总量(万元)	百分比(%)
医疗收入	166577.5	100.00
中医治疗收入	30505.2	18.31

4. 药品收入

山东省县级中医院药品收入为 157661.3 万元(见表 10-15)。

表 10-15   山东省县级中医院药品收入情况

收入情况	总量(万元)	百分比(%)
药品收入	157661.3	100.00
西药收入	125056.6	79.32
中药收入	30010	19.03

5. 中药收入

山东省县级中医院中药收入为 30010 万元(见表 10-16)。

表 10-16　　　　　山东省县级中医院中药收入情况

收入情况	总量(万元)	百分比(%)
中药收入	30010	100.00
中药饮片收入	11307.7	37.68
中成药收入	14126.9	47.07
中药制剂收入	1996.5	6.65

(二)支出情况

1. 总支出

山东省县级中医院总支出为 639453.7 万元(见表 10-17)。

表 10-17　　　　　山东省县级中医院总支出情况

支出情况	总量(万元)	百分比(%)
总支出	639453.7	100.00
医疗支出	159328.1	24.92
药品支出	137197.1	21.46
人员支出	97565.1	15.26
离退休费	4186.1	0.65

2. 药品支出

山东省县级中医院药品支出为 137197.1 万元(见表 10-18)。

表 10-18　　　　　山东省县级中医院药品支出情况

支出情况	总量(万元)	百分比(%)
药品支出	137197.1	100.00
西药费	95893.2	69.89
中药费	22964.1	16.74

3.中药支出

山东省县级中医院中药支出为 22964.1 万元(见表 10-19)。

表 10-19　　　　　　山东省县级中医院中药支出情况

支出情况	总量(万元)	百分比(%)
中药支出	22964.1	100.00
中药饮片支出	9116.4	39.70
中成药支出	10303.4	44.87
中药制剂支出	1304.4	5.68

五、医疗服务情况

(一)诊疗人次

山东省县级中医院总诊疗人次数为 10192682 人次,其中门诊人次数为 9282207 人次,中医专家门诊人次数为 1695189 人次,占门诊人次数的 18.26%。

(二)处方数

山东省县级中医院总处方数为 1488883 张,其中中药饮片处方数为 346244 张,中成药处方数为 452580 张(见表 10-20)。

表 10-20　　　　　　山东省县级中医院处方情况

处方情况	数量	百分比(%)
总处方数	1488883	100.00
中药饮片处方数	346244	23.26
中成药处方数	452580	30.40

(三)中医各科床位及服务情况

山东省县级中医院中医各科中,内科门(急)诊人次数最多,为 3232 人次,出院人数为 61654 人(见表 10-21)。

表 10-21　　山东省县级中医院中医各科床位及服务情况

科室名称	门(急)诊人次	出院人数
内科	5437	145414
外科	3878	101172
妇产科	2273	90205
儿科	1398	59706
皮肤科	21	207
眼科	383	13083
耳鼻咽喉科	202	5557
口腔科	63	956
肿瘤科	670	14362
骨伤科	3048	70166
肛肠科	461	10767
老年病科	30	1050
针灸科	606	13102
推拿科	135	2372
康复科	162	1983
急诊科	296	7615
预防保健科	0	0
ICU 病房	166	2956
其他	238	3598

(四)中医技术运用情况

山东省各县级中医院能够运用的中医疗法种数平均为 14 种, 能够运用推拿疗法的县级中医院数量最多,占所有县级中医院的 99.01%,其次为拔罐疗法,占 98.02%。

六、小结

从现状分析可以看出,山东省基本建立了中医药服务网络。山东省共有公立中西医结合医院 123 家,其中,省级 2 家,市级 17 家,县级中医院 101 家。全省初步建立了以县级中医医院为龙头,乡镇卫生院、社区卫生服务中心中医科为主干,村卫生室、社区卫生服务站为依托的基层三级中医药服务网络,在疾病防治中发挥了独特的作用。据统计,县级中医医院总诊疗人次数为 1019 万人次,占全省公立中医医院总数的 65.88%。

中医方面的卫生人力所占比例不高。山东省公立中医院人才队伍初具规模,全省县级中医院中编制人员总数为 20746 人,其中卫生技术人员为 21775 人;执业医师为 8492 人,中医类别执业医师为 3079 人,占执业医师的比例为 36.23%;执业助理医师为 782 人,其中中医类别执业医师为 180 人,所占比例为 28.26%;注册护士为 7372 人,其中具有中医服务能力的护士所占的比重为 66.64%。

中医方面的卫生设备设施所占比重较小。山东省县级中医院医疗设备总值为 6882591.1 万元,其中中医特色诊疗设备总值为 41866.1 万元,占到医疗设备总值的 0.61%。山东省县级中医院上报医用设备中,总量居前三位的是人工肾透析装置、危重病人监护系统、医学影像存档传输系统,数量分别为 561 套、464 套、398 套。

中医药服务所占比重偏低。全省县级中医医院承担了全省医院 13.26% 的门诊服务量和 11.80% 的住院服务量;中药饮片处方数和中成药处方数分别占总处方数的 53.66%;山东省县级中医院总诊疗人次数为 10192682 人次,其中门诊人次数为 9282207 人次,中医专家门诊人次为 1695189 人次,占门诊人次的 18.26%。

山东省各县级中医院能够运用的中医疗法种数平均为 14 种,能够运用推拿疗法的县级中医院数量最多,占所有县级中医院的 99.01%,其次为拔罐疗法,占 98.02%。

中医类别经费所占卫生经费比例偏低。山东省县级中医院财政补助收入为 20431.4 万元,占县级中医院总收入的 5.80%,中医治疗收入为 30505.2 万元,占医疗收入的 18.31%。中药收入占药品收入的 19.03%,中药费支出占药品支出的 16.74%,而在中药费支出中,中成药费的支出占了 44.87%,院内制剂仅占 5.68%。

第十一章　基于 DEA 的山东省县级中医院中医医疗服务效率评价

一、效率分析结果

本书应用 Charnes 等于 1978 年提出的规模报酬不变模型和 Banker 等于 1984 年提出的规模报酬可变模型进行医院效率的测量。CRS 和 VRS 不需要首先设定医院的生产函数和无效率项的分布假设，而是使用数据包络分析的方法构建最佳实践面，将决策单元同最佳决策单元相比较，计算出每个单元的效率值。CRS 模型测定的是医院的技术效率(TE)，即在给定投入情况下医院获取最大产出的能力，但是 CRS 模型无法说明无效率的原因是技术无效率还是规模无效率。因此，需要利用 VRS 模型将技术效率进一步分解为纯技术效率(PTE)与规模效率变化(SE)。

本书采用的是以产出为导向的 DEA 计算方法，即在投入一定的情况下，了解产出的效率情况。如果决策单元的纯技术效率为 1，而规模效率小于 1，则说明对本单元本身的技术效率而言，没有投入需要减少，没有产出需要增加，但是如果样本单元的综合效率没有达到有效，则是因为其规模和投入产出不相匹配，需要增加规模或减少规模。

（一）DEA 投入—产出指标的描述性分析

DEA 投入—产出指标的描述性分析如表 11-1 所示。

表 11-1 　　　　　　 DEA 投入—产出指标的描述性分析

指标名称	N	全矩	极小值	极大值	均值	标准差
中医执业医师	101	116	0	116	30.49	20.288
中医执业助理医师	101	13	0	13	1.78	2.524
具有中医服务能力的护士	101	288	0	288	48.64	54.613
中药学专业技术人员	101	26	0	26	8.66	6.059
中医见习医师	101	16	0	16	1.31	2.521
中医特色诊疗设备总值(千元)	101	122874	0	122874	4145.16	17160.181
中医医疗收入(万元)	101	124174	0	124174	3020.32	12558.460
中药费收入(万元)	101	14797	0	14797	2971.29	2796.047
中药处方(中药饮片、中成药)数	101	11690	0	11690	7909.15	18434.933
能够运用的中医疗法种数	101	24	0	24	13.61	3.855

（二）中医医疗服务效率总体分析

本书以山东省 101 家县级中医院为研究对象。从表 11-2 可以看出,综合效率有效的县级中医院为 51 家,综合效率平均值为 50.50%。纯技术效率有效的县级中医院为 55 家,纯技术效率有效比例为 54.46%。规模效率平均值为 96.40%,规模效率有效的医院为 52 家,规模效率有效比例为 46.53%。规模报酬不变的为 47 家,规模报酬递减的为 33 家,规模报酬递增的为 21 家(见表 11-3)。

表 11-2 　 DEA 模型评价山东省 101 家县级中医院中医药医疗服务效率结果

规模报酬	决策单元	综合效率	纯技术效率	规模效率	规模报酬	决策单元	综合效率	纯技术效率	规模效率	规模报酬	决策单元	综合效率	纯技术效率	规模效率
—	1	0.576	0.836	0.688	dec	35	1.000	1.000	1.000	—	69	1.000	1.000	1.000
inc	2	0.421	0.426	0.988	inc	36	0.301	0.361	0.834	dec	70	0.109	0.110	0.996
—	3	0.235	0.246	0.957	inc	37	0.494	0.569	0.867	—	71	1.000	1.000	1.000
—	4	1.000	1.000	1.000	—	38	1.000	1.000	1.000	—	72	1.000	1.000	1.000

续表

规模报酬	决策单元	综合效率	纯技术效率	规模效率	规模报酬	决策单元	综合效率	纯技术效率	规模效率	规模报酬	决策单元	综合效率	纯技术效率	规模效率
—	5	1.000	1.000	1.000	—	39	0.915	1.000	0.915	dec	73	1.000	1.000	1.000
—	6	0.296	0.324	0.913	inc	40	0.098	0.098	0.999	dec	74	1.000	1.000	1.000
—	7	0.082	0.085	0.968	dec	41	0.966	1.000	0.966	dec	75	1.000	1.000	1.000
—	8	1.000	1.000	1.000	—	42	1.000	1.000	1.000	—	76	1.000	1.000	1.000
dec	9	1.000	1.000	1.000	—	43	1.000	1.000	1.000	—	77	0.236	0.332	0.710
—	10	1.000	1.000	1.000	—	44	1.000	1.000	1.000	—	78	1.000	1.000	1.000
dec	11	0.257	1.000	0.257	dec	45	1.000	1.000	1.000	—	79	0.650	0.896	0.726
dec	12	1.000	1.000	1.000	—	46	1.000	1.000	1.000	—	80	0.197	0.214	0.923
dec	13	0.221	0.227	0.974	inc	47	1.000	1.000	1.000	—	81	0.273	0.276	0.992
inc	14	0.501	0.742	0.675	dec	48	0.124	0.134	0.928	dec	82	0.161	0.163	0.992
—	15	1.000	1.000	1.000	—	49	0.042	0.070	0.607	dec	83	1.000	1.000	1.000
dec	16	0.399	0.878	0.454	dec	50	1.000	1.000	1.000	—	84	0.206	0.275	0.749
—	17	0.308	0.353	0.872	dec	51	1.000	1.000	1.000	—	85	1.000	1.000	1.000
dec	18	1.000	1.000	1.000	—	52	0.074	0.076	0.979	dec	86	0.391	0.544	0.718
—	19	1.000	1.000	1.000	—	53	0.117	0.124	0.943	dec	87	1.000	1.000	1.000
—	20	1.000	1.000	1.000	—	54	1.000	1.000	1.000	—	88	1.000	1.000	1.000
—	21	1.000	1.000	1.000	—	55	1.000	1.000	1.000	—	89	1.000	1.000	1.000
dec	22	0.158	0.158	1.000	inc	56	0.659	1.000	0.659	dec	90	0.116	0.122	0.952
dec	23	0.265	0.462	0.575	dec	57	0.161	0.213	0.757	dec	91	0.088	0.108	0.816
dec	24	1.000	1.000	1.000	—	58	1.000	1.000	1.000	—	92	0.119	0.466	0.256
—	25	1.000	1.000	1.000	—	59	0.321	0.373	0.861	inc	93	1.000	1.000	1.000
—	26	0.848	0.849	0.998	inc	60	0.693	0.830	0.835	inc	94	1.000	1.000	1.000
inc	27	0.204	0.232	0.882	dec	61	0.067	0.086	0.779	dec	95	0.280	0.282	0.993
28	0.271	0.435	0.623	dec	62	1.000	1.000	1.000	—	96	1.000	1.000	1.000	—
29	0.211	0.223	0.948	inc	63	0.383	0.394	0.972	inc	97	1.000	1.000	1.000	—
30	0.259	0.270	0.960	dec	64	1.000	1.000	1.000	—	98	1.000	1.000	1.000	—
31	0.098	0.127	0.778	dec	65	1.000	1.000	1.000	—	99	0.128	0.139	0.920	dec
32	0.294	0.342	0.861	dec	66	1.000	1.000	1.000	—	100	0.099	0.112	0.881	dec
33	1.000	1.000	1.000	—	67	1.000	1.000	1.000	—	101	1.000	1.000	1.000	—

续表

规模报酬	决策单元	综合效率	纯技术效率	规模效率	规模报酬	决策单元	综合效率	纯技术效率	规模效率	规模报酬	决策单元	综合效率	纯技术效率	规模效率
34	0.137	0.172	0.798	dec	68	0.390	0.563	0.692	dec					

注:dec 表示规模效率递减;inc 表示规模效率递增;—表示规模效率不变。

表 11-3   **效率值描述分析**

效率	N	全矩	极小值	极大值	均值	标准差
综合效率	101	0.958	0.042	1.000	0.653	0.386
纯技术效率	101	0.930	0.70	1.000	0.696	0.371
规模效率	101	0.744	0.256	1.000	0.914	0.152

效率得分分组,高分组为 0.9 分以上,中分组为 0.6~0.9,低分组为 0.6 以下。从表 11-4 可以看出,各效率分值均为高分组中数量最多,技术效率中高分组为 53 家,均值为 0.998,纯技术效率中高分组为 55 家,均值为 1.000,规模效率中高分组有 74 家,均值为 0.989;而技术效率和纯技术效率的医院都很少,分别为 4 家和 6 家,总体上呈现出两头大、中间小的特点(见图 11-1 和图 11-2)。

表 11-4   **按分值分组的效率值**

分组	技术效率		纯技术效率		规模效率	
	N	均值	N	均值	N	均值
高分组(0.9~1)	53	0.998	55	1.000	74	0.989
中分组(0.6~0.9)	4	0.712	6	0.839	23	0.768
低分组(0~0.6)	44	0.231	40	0.257	4	0.386

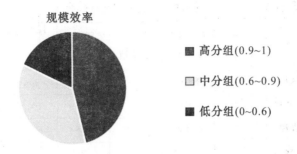

图 11-1　分值分组的技术效率

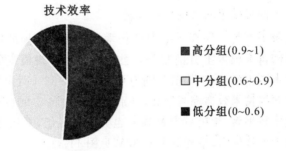

图 11-2　分值分组的纯技术效率

(三)按规模分析

按照实有床位数将医院规模分为小规模(10～100 床位)、中小规模(101～150 床位)、中规模(151～200 床位)、中大规模(201～299 床位)和大规模(300～1000 床位)。综合效率有效比例和纯技术效率有效比例最高的均为大规模,比例分别为 88.8% 和 90.4%。而综合效率有效比例和纯技术效率有效比例最低的均为中规模组,比例分别为 43.5% 和 44.4%。在规模效率状态中,规模递减所占比重最多的组别为中规模组,比例为 88.3%,而规模递减所占比重最少的组则是中小规模,比例为 31.81%(见表 11-5)。

表 11-5　　　　　　　　　　按规模划分的县级中医院效率

医院规模	决策单元数	综合效率平均值	纯技术效率值	规模效率平均值	规模效率状态(RTS)		
					不变	递增	递减
小规模	22	0.615	0.649	0.926	9	6	7
中小规模	22	0.619	0.693	0.899	10	2	10
中规模	16	0.480	0.520	0.883	4	5	7
中大规模	25	0.689	0.735	0.898	15	0	10
大规模	16	0.866	0.882	0.980	13	0	3

1.不同规模组的总体效率分析

县级中医院的综合效率和纯技术效率随着规模的扩大呈现出先升后降再大幅度上升的趋势。县级医院的中规模组的综合效率和纯技术效率最低,平均值分别为 0.480 和 0.520,而大规模组的综合效率和纯技术效率都为最高,分别为 0.888 和 0.901,而规模效率则表现比较平缓,规模效率最高的也为大规模组,平均分为 0.983,最低也为中规模组,平均分为 0.883(见图 11-3)。

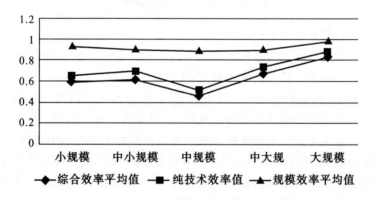

图 11-3　各规模小组的效率曲线

2.不同规模组的规模收益分析

在规模收益不变的情况中,中小规模和中大规模的规模收益不变的比例较大,分别占到了 45.5％ 和 60％。而在总体情况中,50.50％的医院处在规模收益不变的情况(见表 11-6)。

表 11-6　　　　　　　　不同规模分组的规模收益

医院规模	规模收益不变	规模收益递增	规模收益递减
小规模	9(40.9％)	6(27.3％)	7(31.8％)
中小规模	10(45.5％)	2(10％)	10(45.5)
中规模	4(22.22％)	5(27.8％)	7(38.9％)
中大规模	15(60％)	0	10(40％)
大规模	13(81.4％)	0	3(18.8％)
总计	51(50.50％)	13(12.87％)	37(36.63％)

从规模收益递增的情况看,中大规模和大规模都为 0 家医院,所占比例也都为 0％,而小规模和中规模收益的比例较高,分别为 27.3％和 27.8％。而从总体情况看,仅有 12.87％的医院为规模递增状况。

从规模递减的情况看,中小规模和中规模的所占比例最高,分别为 45.5％和 38.9％。从总体上看,36.63％的医院处于规模递减状态。

从描述性的分析上,我们可以初步看出规模和效率之间有一定的关系,然后对床位分组和效率进行卡方检验。

可以断定规模分组和技术效率、纯技术效率和规模效率之间在 0.001 的水平上有显著性,规模和效率之间的关系有统计学意义(见表 11-7)。

表 11-7　　　　　　　　　　卡方检验

项目	规模分组	技术效率	纯技术效率	规模效率
卡方	3.208a	1237.624b	1328.079c	1237.624b
df	4	50	46	50
渐进显著性	0.524	0.000	0.000	0.000

3. 按照市域来分析

从综合效率来看，纯技术效率和规模效率最高的市为威海市，都为有效决策单位。而从技术效率、纯技术效率最低的都为枣庄市，分别为0.420、0.480，规模效率最低的为滨州，为0.781（见表11-8）。

表 11-8　　　　　　　按照市域划分的效率值

地市	总技术效率	纯技术效率	规模效率	规模报酬（RST）		
				递增	不变	递减
济南	0.704	0.709	0.967	0	4	2
青岛	0.434	0.496	0.836	1	2	3
淄博	0.800	0.831	0.924	0	5	0
枣庄	0.420	0.480	0.890	1	0	3
烟台	0.833	0.853	0.965	0	7	7
潍坊	0.877	0.879	0.994	1	4	0
东营	0.618	0.666	0.855	0	1	1
济宁	0.591	0.642	0.901	2	5	5
泰安	0.633	0.641	0.907	0	3	2
威海	1.000	1.000	1.000	0	3	0
日照	0.688	0.699	0.988	0	1	2
临沂	0.643	0.680	0.910	0	2	5

续表

市	总技术效率	纯技术效率	规模效率	RST		
				递增	不变	递减
德州	0.462	0.511	0.863	2	2	5
聊城	0.733	0.799	0.916	2	5	1
滨州	0.596	0.794	0.781	1	2	2
菏泽	0.623	0.657	0.946	4	4	2

从规模报酬来看,规模递减分别在每个市中所占的比重都比较小,大多数都是规模报酬不变和规模报酬递减。其中,威海的所有县级中医院都是规模不变(见图 11-4)。

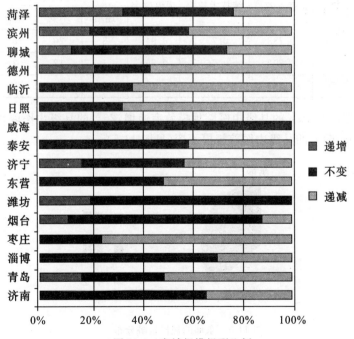

图 11-4　市域规模报酬比例

4.按照地域来分析

将山东划分为东中西,东部为:青岛、烟台、威海、日照、潍坊;中部:济南、淄博、泰安、东营、滨州、莱芜;西部为:德州、聊城、菏泽、临沂、济宁、枣庄。

东部的县级中医院为 31 家,中部为 20 家,而西部为 50 家(占总样本的 49.50%)。西部中医院的技术效率最低,为 0.583,但是中部的纯技术效率最高,为 0.769,东部的规模效率最高,为 0.941。从规模报酬来看,中部地区的仅为递减和不变,没有医院规模需要递增,而东部递减为 8 家、递增为 3 家、不变为 9 家(见表 11-9)。

表 11-9 　　　　　　　　　　**按地域分各效率值**

项目	数量	总技术效率	纯技术效率	规模效率	规模报酬(RTS)		
					递增	不变	递减
东部	31	0.733	0.753	0.941	3	20	8
中部	20	0.702	0.769	0.894	1	12	7
西部	50	0.583	0.632	0.906	9	19	22

东部有 10% 的县级中医院规模效率递增,26% 的县级中医院规模递减,64% 的县级中医院规模不变(见图 11-5)。

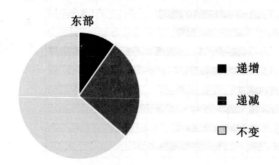

图 11-5　东部的规模报酬分布

中部县级中医院中,仅有 5％的县级中医院规模递增,60％的县级中医院规模不变,35％的县级中医规模递减(见图 11-6)。

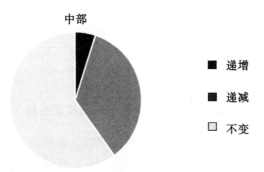

图 11-6 中部的规模报酬分布

西部县级中医院中,18％的县级中医院规模递增,44％的县级中医院规模递减,38％的县级中医院规模递减(见图 11-7)。

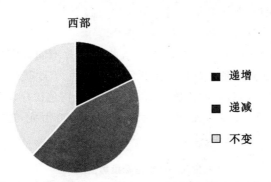

图 11-7 西部的规模报酬分布

对地域和效率进行卡方检验,发现地域和效率之间在 0.01 的水平上有统计学意义(见表 11-10)。

表 11-10   地域与效率之间的卡方检验

项目	地域	总技术效率	纯技术效率	规模效率
卡方	13.683c	1237.624b	1328.079c	1237.624b
df	2	50	46	50
渐进显著性	0.001	0.000	0.000	0.000

二、非 DEA 有效县级中医院的投入产出投影分析

通过计算每个 DEA 非有效决策单元的投影值以及实际值和投影值之间的距离,可以得到非有效医院与有效医院相比投入过大的项目、数量和比例,同时可以得到各非有效医院经过改进后能达到的产出的目标值。通过产出方向的 CCR 模型求出非总体有效率的中医院各个投入和产出之间的投影值,过剩数量(实际值一投影值)和过剩比例(过剩数量÷实际值×100%),差距数量(目标值一实际值)和差距比例(差距数量÷目标值×100%)。

(一)投入—产出指标的投影分析

非总体有效决策单元在所有投入指标均有不同程度的过剩与浪费。中医执业助理医师这个指标实际平均值为 1.782 人,但是目标值仅 1.022 人,过剩的比例为 42.70%;中医特色诊疗设备总值实际平均值为 414.520 万元,而目标值仅为 78.200 万元,过剩比例达到 80.90%(见表 11-11)。

表 11-11   投入—产出指标投影值

投入指标	实际平均值	松弛变量改进值	目标值	过剩比例(%)
中医执业医师	30.55	−1.37	29.12	4.48
中医执业助理医师	1.782	−0.760	1.022	42.7
具有中医服务能力的护士	48.64	−17.96	30.68	36.92

续表

投入指标	实际平均值	松弛变量改进值	目标值	过剩比例(%)
中药学专业技术人员	8.663	−1.093	7.570	12.62
中医见习医师	1.307	−0.986	0.321	75.44
中医特色诊疗设备总值	4145.158	−3353.612	781.546	80.90

所有的产出指标均未达到目标值,其中能够运用的中医疗法种数这个指标距离目标值还差 28.966,差距比例为 68.04%(见表 11-12)。

表 11-12　　　　　　　　产出指标投影值

产出指标	实际平均值	松弛变量改进值	目标值	差距比例(%)
中医医疗收入	3020.317	3419.918	6440.235	53.10
中药费收入	2971.287	2669.536	5640.823	47.33
中药处方(中药饮片、中成药)数	7909.149	7050.781	14959.93	47.13
能够运用的中医疗法种数	13.614	28.986	42.60	68.04

(二)按规模分组分析投入—产出指标的投影分析

通过分析可以看出,对于中医执业医师这个指标,大规模中的过剩比例最低为 0%,而中小规模的最低也为 0%,中规模的过剩比例最高为 11.54%。

中医执业助理医师这个指标可以看出大规模组中过剩比例最高的为中小规模,为 81.8%,而最低的为中规模,为 30.8%。

具有中医服务能力的护士这个指标中,小规模组的过剩比例最低,为 28.3%,而过剩比例最高的为中规模组,为 53.3%。

中药学技术人员中,过剩比例普遍不高,过剩比例最低的为大规模组,仅为 5.5%,而过剩比例最高的为小规模组,过剩比例为 22%。

中医见习医师中,过剩比例普遍偏高,除了中规模组为 59.7% 以外,其他的各组均超过了 70%,其中最高的小规模组为 99.7%。

中医特色诊疗设备中,过剩比例差别较大,比例最低的为中大规模,为 21.2%,而过剩比例最高的为小规模组,为 93.7%。

中医医疗收入中,差距比例最高的为中规模组,为 64%,最低的为大规模组,也有 49.1%。

中药费收入中,差距比例最高的也是中规模组,差距比例为 61.6%,差距比例最低的为中小规模组,差距比例为 39.4%。

中药处方(中药饮片、中成药)数中,差距比例最高的也是中规模组,差距比例为 70.4%,差距比例最低的为大规模组。

从能够运用的中医疗法种数这个指标中可以看出,差距比例最高的是大规模组,差距比例为 73.7%,而差距比例最低的为小规模组,为 47.7%(见表 11-13)。

表 11-13　　　　　　　各规模小组的投影分析

指标		大规模规模	中大规模	中规模	中小规模	小规模
中医执业医师	实际均值	50.611	39.435	28.125	22.864	14
	松弛量	0	−3.11	−2.909	0	0.917
	过剩比例	0%	8.562%	11.536%	0	7.009%
	目标值	50.611	36.325	25.216	22.864	13.083
中医执业助理医师	实际均值	2.389	1.090	2.563	2.182	1.045
	松弛量	−0.894	−0.635	−0.789	−0.982	−0.539
	过剩比例	60%	58.3%	30.8%	81.8	51.6
	目标值	1.495	0.455	1.774	1.200	0.506

续表

指标		大规模规模	中大规模	中规模	中小规模	小规模
具有中医服务能力的护士	实际均值	101.5	69.217	36.938	27.045	14
	松弛量	−30.664	−26.985	−19.688	−10.855	−3.957
	过剩比例	30.2%	39%	53.3%	40.1%	28.3%
	目标值	70.836	42.232	17.2054	16.190	10.0432
中药学专业技术人员	实际均值	10.556	10.957	9.313	9.045	3.864
	松弛量	−0.583	−1.071	−1.416	−1.541	−0.852
	过剩比例	5.5%	9.7%	15.2%	17%	22%
	目标值	9.973	9.886	7.897	7.504	3.0123
中医见习医师	实际均值	1.2778	3.217	0.813	0.409	0.591
	松弛量	−0.902	−2.420	−0.485	−0.318	−0.589
	过剩比例	70.6%	75.2%	59.7%	77.8%	99.7%
	目标值	0.376	0.797	0.328	0.091	0.002
中医特色诊疗设备总值	实际均值	8870.667	957.5217	1062.875	5470.636	4527.545
	松弛量	−7773.262	−203.38	−412.512	−4325.157	−4244.307
	过剩比例	87.6%	21.2%	38.8%	79.1%	93.7%
	目标值	1097.405	754.142	650.363	1145.479	283.238
中医医疗收入	实际均值	9770.111	2668.391	1542.5	1177.682	783.091
	松弛量	−9413.959	−3267.387	−2737.817	−1777.343	−813.816
	差距比例	49.1%	55%	64%	60.1%	51%
	目标值	19184.07	5935.778	4280.317	2955.025	1596.907
中药费收入	实际均值	5514.722	4314.609	1804.375	2322.818	983.046
	松弛量	−3904.810	−4536.055	−2891.546	−1513.175	−681.485
	过差距比例	41.5%	51.4%	61.6%	39.4%	40.9%
	目标值	9419.532	8870.664	4695.921	3835.993	1664.531

续表

指标		大规模规模	中大规模	中规模	中小规模	小规模
中药处方(中药饮片、中成药)数	实际均值	22483. 94	5502. 348	4555. 625	7092. 182	1756. 409
	松弛量	−10024. 500	−8560. 642	−10852. 925	−4148. 208	−3176. 615
	差距比例	30.8%	60.9%	70.4%	36.9%	64.4%
	目标值	32508. 44	14062. 99	15408. 55	11240. 39	4933. 024
能够运用的中医疗法种数	实际均值	14. 556	14. 783	12. 875	12. 909	12. 864
	松弛量	−41. 133	−39. 6223	−35. 938	−20. 115	−11. 725
	过剩比例	73.7%	72.8%	73.6%	60.9%	47.7%
	目标值	55. 689	54. 40583	48. 813	33. 02386	24. 5885

三、小结

本书利用数据包络分析方法中的 CRS 模型和 VRS 模型,并利用的医院内部跟中医药相关的投入和产出指标对山东省 101 家县级中医院中医医疗服务效率进行了分析。

本章分别从总体、分值分组、规模、市域进行分析,发现山东省县级中医院中医医疗服务效率普遍不高,规模报酬不变的为 47 家,规模报酬递减的为 33 家,规模报酬递增的为 21 家。按分值分组分析可以看出,高分组和低分组的医院较多,而中分组很少,仅为 6 家医院。按规模分析可以看出,综合效率有效比例和纯技术效率有效比例最高的均为大规模,比例分别为 88.8% 和 90.4%,县级中医院的综合效率和纯技术效率随着规模的扩大呈现出先升后降再大幅度上升的趋势。按照地域分析发现,西部中医院的技术效率最低为 0.583,但是中部的纯技术效率最高为 0.769,东部的规模效率最高为 0.941。

通过对非有效县级中医院的投入和产出进行投影分析发现,非总体有效决策单元在所有投入指标均有不同程度的过剩与浪费,所有的产出指标均未达到目标值。

第十二章 县级中医院中医医疗服务效率影响因素研究

数据包络分析方法只能用来评价决策单元的相对效率,根据松弛变量,研究者可以针对个体提出提高效率的建议,但是并不能从整体上找到影响效率的因素,所以,我们需要引入多元的分析技术找到效率的影响因素。由于 DEA 的效率值为 $0\sim1$ 的截断数据,所以应当建立 Tobit 模型进行第二阶段研究。

建立 Tobit 模型,对中医院中医医疗服务效率的影响因素进行分析。在 Tobit 回归模型中,因变量是各项效率得分,效率值越大表明医院的服务效率越高,因此,估计达到的回归系数若为正,则表明该因素对效率存在积极的影响,反之则表明该因素对效率存在消极的影响。

一、影响因素指标体系

(一)筛选指标体系建立的基本原则

指标体系是由多个相互联系的评价指标按照一定的层次结果组成的整体。中医医疗服务效率影响因素指标体系的构建目的是从系统性、宏观环境分析方法角度出发,筛选出对中医医疗服务效率影响显著的内部环境、外部环境中的微观环境和宏观环境的各个方面的因素。

在文献复习的基础上,本书确定了筛选时应遵循的基本原则:

(1)科学性原则:科学性原则要求筛选指标体系的建立必须符

合指标选择的目的,能够全面把影响中医医疗服务效率的影响因素指标给列出,所设置的指标应严谨、合理独立,各指标间应协调一致,避免相互冲突或交叉重复。

(2)导向性原则:中医药服务项目筛选的目的除了对项目排序筛选之外,更重要的是通过各类筛选指标引导和鼓励医疗服务供方积极提供中医药服务,充分发挥中医药服务的特色优势,推动传统中医药服务项目的开展与创新,促进中医药事业的持续健康发展。因此,所选取的指标必须注重导向性。

(3)可行性原则:可行性原则要求筛选尽量选用相对成熟并为大家所熟知的指标,指标内涵要严谨,外延要明确,内容便于理解和限定,数据便于测量和获取。各指标间可以量化并能相互比较,以保证筛选结果的准确性和可量化性。

(4)全面性原则:筛选指标体系必须系统完整,能够全面反映筛选目的,指标要从不同角度反映中医药服务项目的实际情况,避免遗漏重要信息。

(二)指标初选

通过文献分析可以看出,医院服务的影响因素可以分为两大类:一类为医院外部影响因素,另一类为医院内部影响因素。

医院外部影响因素包括以下 3 个方面:

(1)政策环境:区域卫生规划、人均卫生事业收入、人均财政补助、每千人拥有床位数、每千人拥有卫生技术人员数。

(2)社会经济状况:年末总人口、城镇人口比例、全社会从业人员、职工人数、土地面积、常用耕地面积、服务人口、人均 GDP。

(3)竞争环境:医院开放病床数占总区域内开放病床数比例、医院卫生技术人员占区域内卫生技术人员数比例、医院获得财政补助占区域内卫生事业支出比例、医院门诊人次占区域内门诊人次总量比例、医院业务收入占区域内业务收入比例、人口密度。

医院内部影响因素包括以下 4 个方面:

(1)医院规模:床位、职工人数、人均固定资产。

（2）医院性质：医院归属、医院级别。

（3）人力资源：编制数、在岗人员数、大专以上学历数、中级以上职称数、医护比、中高级职称人员构成比、本科以上学历构成比、医疗业务人员构成比。

（4）财力因素：财政补助收入、医疗收入、财政补助比例、人均财政补助、激励机制、人员工资。

在文献研阅的基础上，收集影响医院服务的影响因素相关测量指标，初步建立农村医疗机构服务能力影响因素指标体系。首先从政策环境、社会经济状况、竞争环境和医院内部因素 4 个维度确定一级影响因素（见表 12-1）；对二级指标进行细分，共有 24 个三级指标（见表 12-2），尽量体现影响因素指标体系的全面性、综合性和层次性。影响因素的选择遵循如下的两个原则：选择已有的研究文献普遍采用的变量；不应包含在 DEA 模型的投入、产出变量中。

表 12-1　　　　中医医疗服务效率一级影响因素初选

影响因素	编码	影响因素说明
政策环境	A	指可能对中医药医疗服务效率产生影响的宏观卫生政策因素，包括政府中医院、乡镇卫生院的投入和当地的卫生资源状况
社会经济状况	B	可能影响医院中医医疗服务效率的区域自然条件、人口状况和区域发展水平等，包括土地面积、人口数量、人口密度、人均地区生产总值、地方财政收入、农村居民人均纯收入
竞争环境	C	医院所处的区域内医疗市场的竞争环境，包括竞争对手的数量、医疗服务量所占市场份额等
医院内部因素	D	对医院中医药服务效率有影响的内部因素，包括医院规模、人力资源、财务状况

表 12-2　　　　　　　中医医疗服务效率二级影响因素初选

影响因素	编码	二级指标
政策环境	A01	是否是医疗保险定点机构
	A02	是否是新农合定点机构
	A03	是否是 120 急救网络覆盖医院
社会经济状况	B01	年末服务人口数
	B02	土地面积
	B03	人均地区生产总值
	B04	人均地方财政收入
	B05	人均地方财政支出
	B06	城镇居民人均可支配收入
	B07	农村居民人均纯收入
	B08	农村居民人均生活费总支出
竞争环境	C01	医院开放病床数占总区域内开放病床数比例
	C02	医院卫生技术人员占区域内卫生技术人员数比例
	C03	医院获得财政补助数占区域内卫生事业支出比例
	C04	医院门诊人次数占区域内门诊人次总量比例
	C05	医院出院人次占区域内出院人次总量比例
	C06	医院业务收入占区域内业务收入比例
医院内部因素	D01	是否使用医院信息化专职管理人员
	D02	是否有医院案例统计专职技术人员
	D03	医院实际床位
	D04	在职职工人数
	D05	获得财政补助收入
	D06	总收入
	D07	总支出

（三）专家咨询结果分析

根据研究目的，本书共选择了 20 名专家。其中，10 名专家来自省内医学院校和研究机构，5 名专家来自省内医疗机构中从事中医药管理的人员，5 名专家来自医疗机构中从事中医药服务的医务人员。其中，年龄在 50 岁以上的占 30%，学历为博士以上的占 40%，职称为副高以上的占 85%。

研究所选的专家涵盖了卫生经济学、卫生事业管理学、中医临床等专业。

两轮专家咨询问卷回收率达到 90%，并且在第一轮咨询中，许多专家给出了详细的修改意见。专家的权威成熟度均在 0.65～0.75 之间，平均值为 0.70，说明专家的意见对研究结果是权威可信的。

（四）指标体系的修改与确定

第一轮的专家咨询结果：在收回第一轮的专家咨询后，通过计算每位专家打分的集中程度，并且根据专家们提出的修改意见进行修改。专家指出，社会经济状况应该调整到前面，在政策环境这一级指标中，最有影响的应该是财政投入这一项，应该在政策环境中加入政府扶持力度这一项。而其他的诸如是否是新农合定点机构、是否是医疗保险定点机构和是否是 120 覆盖这几项区别不大，因为几乎所有的县级中医都被纳入了新农合定点机构、医疗保险定点机构和 120 覆盖中，应该删除。

对于医院内部的环境，应该加入中医西化的诸因素。所以，根据专家的修改意见，将影响因素指标体系进行了调整，包括社会经济状况、政策环境、竞争环境和医院内部环境 4 个一级指标、20 个二级指标（见表 12-3 和表 12-4）。

第二轮的专家咨询结果与第一轮的咨询结果接近，而且专家没有对指标体系提出修改意见，因此，第二轮没有对指标进行修改。

表 12-3　　农村医疗机构中医医疗服务效率一级影响因素

影响因素	编码	影响因素说明
社会经济状况	A	可能影响医院中医医疗服务效率的区域自然条件、人口状况和区域发展水平等,包括土地面积、人口数量、人口密度,人均地区生产总值、地方财政收入、农村居民人均纯收入
政策环境	B	指可能对中医药医疗服务效率产生影响的宏观卫生政策因素,包括政府中医院、乡镇卫生院的投入和当地的卫生资源状况
竞争环境	C	医院所处的区域内医疗市场的竞争环境,包括竞争对手的数量、医疗服务量所占市场份额等
医院内部因素	D	对医院中医药服务效率有影响的内部因素,包括医院效益、中医西化情况

表 12-4　　县级中医院中医药服务效率二级影响因素

影响因素	编码	二级指标
社会经济状况	A01	年末总人口数
	A02	行政区域土地面积
	A03	年末单位从业人员数
	A04	年末乡村从业人员数
	A05	地方财政预算内收入
	A06	地方财政预算内支出
	A07	农村居民人均纯收入
政策环境	B01	中医院的扶持力度
竞争环境	C01	医院获得财政补助数占区域内医院财政补助比例
	C02	医院卫生技术人员占区域内卫生技术人员数比例
	C03	医院实际开放总床日数占区域内开放总床日数比例

续表

影响因素	编码	二级指标
医院内部因素	C04	医院总处方数占区域内总处方数的比例
	C05	医院总诊疗人次数占区域内医院总诊疗人次数总量比例
	C06	医院出院人次占区域内出院人次总量比例
	C07	医院业务收入占区域内业务收入比例
	D01	中医治疗收入占治疗收入的比例
	D02	中药收入占药品收入的比例
	D03	中药费的支出占药品支出的比例
	D04	中医专家门诊人次数占门诊人次数的比例
	D05	中药饮片处方数占总处方数的比例

主要指标说明如下：

医院的业务收入：医院的医疗收入、药品收入、补助和其他的总收入。

中医院的扶持力度：财政收入和上级财补助收入。

中药收入：中药门诊收入和中药住院收入。

中医治疗收入：门诊的中医治疗收入和住院的中医治疗收入。

（五）影响因素指标权重

指标权重系数体现的是指标在指标体系中的重要程度，本书采用层次分析法（AHP）来确定各指标的权重系数。

在 4 个一级指标中，权重最大的为医院内部环境，而社会状况的权重最低。在社会状况中，A02 行政区域土地面积的权重最低，竞争环境中 C01 医院获得财政补助数占区域内医院财政补助比例和 C02 医院卫生技术人员占区域内卫生技术人员数比例的权重较低（见图 12-1）。

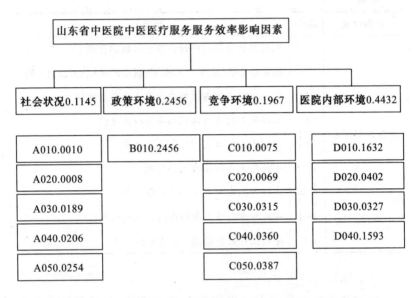

图 12-1　中医医疗服务效率影响因素指标体系权重系数

二、县级中医院中医医疗服务效率影响因素 Tobit 回归

分别以 CRS 技术效率得分、VRS 纯技术效率得分以及规模效率得分为因变量建立 3 个独立的 Tobit 模型。

对技术效率有影响的主要因素为社会状况，A02 行政区域土地面积的 P 值为 0.013，在 0.05 的水平上有意义，影响系数为正向 0.615，说明对技术效率的影响为积极因素。政策方面，B01 中医院的扶持力度对技术效率的影响也有意义，P 值为 0.080，在 0.1 的水平上有意义，影响系数为正 0.001926，说明中医药扶持力度和技术效率之间正相关。竞争环境方面，C01 医院获得财政补助数占区域内医院财政补助比例有意义，P 值为 0.015，在 0.1 的水平上有意义，影响系数为正。C02 医院卫生技术人员占区域内卫生技术人员数比例有统计学意义，P 值为 0.002，在 0.05 的水平上有意义，而且影响系数为负,说明卫生技术人员比例越大,中医医疗技术效率越低。医院内部因素,D03中药费的支出占药品支出的比例这个指标有意义,P值为0.098,在0.1的水平上有意义,而且影响系数为负向(见表12-5)。

表 12-5　　　　　　综合效率的 Tobit 回归结果

变量	回归系数	标准误	t 值	P 值	95%置信区间	
A01 年末总人口数(万人)	−2.81785	7.49243	−0.38	0.708	−17.72544	12.08973
A02 行政区域土地面积(平方公里)	0.6152362	0.241327	2.55	0.013**	0.1350712	1.095401
A03 年末单位从业人员数(人)	0.0000664	0.0001149	0.58	0.565	−0.0001622	0.0002951
A04 年末乡村从业人员数(人)	−0.0000202	0.0000729	−0.28	0.782	−0.0001652	0.0001248
A05 地方财政预算内收入(万元)	$1.31×10^{-6}$	0.0000708	0.02	0.985	−0.0001396	0.0001422
A06 地方财政预算内支出(万元)	0.0000388	0.0000603	0.64	0.522	−0.0000812	0.0001588
A07 农村居民人均纯收入	0.0000133	0.0000327	0.40	0.687	−0.0000519	0.0000784
B01 中医院的扶持力度	0.0001926	0.0001085	1.78	0.080*	−0.0000233	0.0004086
C01 医院获得财政补助数占区域内医院财政补助比例	198.3059	80.15892	2.47	0.015**	38.81484	357.797

续表

变量	回归系数	标准误	t 值	P 值	95％置信区间	
C02 医院卫生技术人员占区域内卫生技术人员数比例	−435.4463	133.592	−3.26	0.002＊＊＊	−701.2526	−169.6401
C03 医院实际开放总床日数占区域内开放总床日数比例	−9.975339	10.55234	−0.95	0.347	−30.97119	11.02052
C04 医院总处方数占区域内总处方数的比例	6.018577	13.83062	0.44	0.665	−21.50002	33.53717
C05 医院总诊疗人次数占区域内医院总诊疗人次数总量比例	−1.715791	10.80771	−0.16	0.874	−23.21975	19.78817
C06 医院出院人次占区域内出院人次总量比例	−0.227756	0.5389393	−0.42	0.674	−1.300076	0.8445642
C07 医院业务收入占区域内业务收入比例	4.343854	6.243195	0.70	0.489	−8.078145	16.76585
D01 中医治疗收入占治疗收入的比例	−0.5492299	2.496781	−0.22	0.826	−5.517042	4.418582
D02 中药收入占药品收入的比例	35.86192	26.34066	1.36	0.177	−16.54773	88.27157

续表

变量	回归系数	标准误	t 值	P 值	95％置信区间	
D03 中药费的支出占药品支出的比例	−52.97734	31.67092	−1.67	0.098*	−115.9925	10.03785
D04 中医专家门诊人次数占门诊人次数的比例	−0.2771867	2.669932	−0.10	0.918	−5.589514	5.03514
D05 中药饮片处方数占总处方数的比例	−0.6876356	9.438454	−0.07	0.942	−19.4672	18.09193

对纯技术效率有影响的因素主要有,A02 行政区域土地面积(平方公里)、B01 中医院的扶持力度、C01 医院获得财政补助数占区域内医院财政补助比例、D02 中药收入占药品收入的比例、D03 中药费的支出占药品支出的比例。这几个指标有统计学意义,其中最显著的是 C02 医院卫生技术人员占区域内卫生技术人员数比例这个指标,P 值为 0.008,在 0.01 的水平上有意义,而且影响系数为负向,同样说明医院卫生技术人员比例越高,医院效率越低(见表12-6)。

表 12-6　　　　　纯技术效率的 Tobit 回归结果

变量	回归系数	标准误	t 值	P 值	95％置信区间	
A01 年末总人口数	−3.648755	7.294942	−0.50	0.618	−18.1634	10.86589
A02 行政区域土地面积	0.612642	0.2471665	2.48	0.015	0.1208583	1.104426
A03 年末单位从业人员数	0.0000605	0.0001128	0.54	0.593	−0.0001639	0.0002848

续表

变量	回归系数	标准误	t 值	P 值	95％置信区间	
A04 年末乡村从业人员数	-5.71×10^{-6}	0.0000715	-0.08	0.936	-0.0001479	0.0001365
A05 地方财政预算内收入	0.0000207	0.0000734	0.28	0.778	-0.0001253	0.0001668
A06 地方财政预算内支出	0.0000136	0.0000645	0.21	0.834	-0.0001148	0.000142
A07 农村居民人均纯收入	0.0000239	0.0000333	0.72	0.476	-0.0000424	0.0000902
B01 中医院的扶持力度	0.0002058	0.0001218	1.69	0.095	-0.0000366	0.0004481
C01 医院获得财政补助数占区域内医院财政补助比例	177.9659	76.2711	2.33	0.022**	26.21032	329.7214
C02 医院卫生技术人员占区域内卫生技术人员数比例	-351.6499	129.0005	-2.73	0.008***	-608.3204	-94.97949
C03 医院实际开放总床日数占区域内开放总床日数比例	-8.896208	10.78239	-0.83	0.412	-30.34979	12.55737
C04 医院总处方数占区域内总处方数的比例	-2.137199	14.511	-0.15	0.883	-31.00953	26.73514
C05 医院总诊疗人次数占区域内医院总诊疗人次数总量比例	6.362983	13.57039	0.47	0.640	-20.63783	33.3638

续表

变量	回归系数	标准误	t 值	P 值	95%置信区间	
C06 医院出院人次占区域内出院人次总量比例	−0.3554866	0.5255515	−0.68	0.501	−1.401169	0.690196
C07 医院业务收入占区域内业务收入比例	5.114599	6.212629	0.82	0.413	−7.246585	17.47578
D01 中医治疗收入占治疗收入的比例	−1.398149	2.471225	−0.57	0.573	−6.315111	3.518813
D02 中药收入占药品收入的比例	56.02234	25.30588	2.21	0.030**	5.671566	106.3731
D03 中药费的支出占药品支出的比例	−75.54455	30.72653	−2.46	0.016**	−136.6807	−14.40839
D04 中医专家门诊人次数占门诊人次数的比例	−0.8563512	2.66292	−0.32	0.749	−6.154726	4.442023
D05 中药饮片处方数占总处方数的比例	−0.8389407	9.591107	−0.09	0.931	−19.92224	−19.92224

影响规模效率的显著影响因素比较少,仅有 B01 中医院的扶持力度、C01 医院获得财政补助数占区域内医院财政补助比例、C02 医院卫生技术人员占区域内卫生技术人员数比例这三个指标有统计学意义(见表 12-7)。

表 12-7   规模效率的 **Tobit** 结果

变量	回归系数	标准误	t 值	P 值	95%置信区间	
A01 年末总人口数	0.8965167	3.016825	0.30	0.767	−5.106019	6.899053
A02 行政区域土地面积	0.1577385	0.0915624	1.72	0.089	−0.024442	0.3399189
A03 年末单位从业人员数	0.0000278	0.0000434	0.64	0.523	−0.0000585	0.0001141
A04 年末乡村从业人员数	−0.0000275	0.0000278	−0.99	0.326	−0.0000827	0.0000278
A05 地方财政预算内收入	−0.0000266	0.0000269	−0.99	0.327	−0.0000802	0.000027
A06 地方财政预算内支出	0.0000316	0.0000212	1.49	0.140	−0.0000106	0.0000739
A07 农村居民人均纯收入	8.80×10^{-7}	0.000013	0.07	0.946	−0.000025	0.0000267
B01 中医院的扶持力度	0.0000742	0.0000405	1.83	0.071*	-6.47×10^{-6}	0.0001548
C01 医院获得财政补助数占区域内医院财政补助比例	61.43969	34.17763	1.80	0.076	−6.563074	129.4425
C02 医院卫生技术人员占区域内卫生技术人员数比例	−175.2164	63.77368	−2.75	0.007***	−302.106	−48.32679
C03 医院实际开放总床日数占区域内开放总床日数比例	−3.638597	4.438184	−0.82	0.415	−12.46919	5.191996
C04 医院总处方数占区域内总处方数的比例	5.423718	4.963291	1.09	0.278	−4.451673	15.29911

续表

变量	回归系数	标准误	t 值	P 值	95%置信区间	
C05 医院总诊疗人次数占区域内医院总诊疗人次数总量比例	−6.342087	3.963442	−1.60	0.113	−14.22809	1.543919
C06 医院出院人次占区域内出院人次总量比例	−0.0268775	0.2369357	−0.11	0.910	−0.4983052	0.4445503
C07 医院业务收入占区域内业务收入比例	3.396228	2.18309	1.56	0.124	−0.9474362	7.739892
D01 中医治疗收入占治疗收入的比例	0.7134184	0.9472053	0.75	0.454	−1.171223	2.59806
D02 中药收入占药品收入的比例	−3.784857	12.58384	−0.30	0.764	−28.82274	21.25303
D03 中药费的支出占药品支出的比例	1.414021	14.46738	0.10	0.922	−27.37153	30.19957
D04 中医专家门诊人次数占门诊人次数的比例	−0.2717631	0.9733074	−0.28	0.781	−2.20834	1.664813
D05 中药饮片处方数占总处方数的比例	−0.9685567	3.233536	−0.30	0.765	−7.40228	5.465166

　　通过描述可以看出，在外部宏观因素中，A02 行政区域土地面积对技术效率、纯技术效率和规模效率具有统计学意义，而且影响系数均为正值。也就是说，面积越大的区域，中医医疗服务效率越高。中医院的投入力度对技术效率、纯技术效率和规模效率的影响均在 0.1 的水平上有统计学意义，而且影响系数均为正值，这说明

政府对中医院的财政投入对中医医疗服务效率具有重要的意义,可以提高中医医疗服务效率的技术效率和规模效率。

在微观的外部环境中,医院卫生技术人员占区域内卫生技术人数比例这个指标对三个效率值的影响均有意义,而且都在 0.01 的水平上显著有效,这就说明医院卫生技术人员对效率的影响非常明显,但是影响系数均为负值,这说明卫生技术人员配备越多,中医医疗服务效率越低。

三、小结

用 Tobit 回归分析方法对 101 家县级中医院的中医医疗服务效率的影响因素进行分析,从医院外部因素和内部因素两个方面可以看出。

影响医院效率的外部宏观因素主要是 A02 行政区域土地面积和 B01 中医院的扶持力度这两个指标。在三个模型中,中医院的扶持力度和医院获得财政补助数占区域内医院财政补助比例这两个指标的影响系数均为正值,因此说明中医院的扶持力度和医院获得的财政补助与中医院的中医医疗服务效率之间为正相关,且中医院的扶持力度和医院获得财政补助数占区域内医院财政补助比例两个指标在三个模型中均通过了显著性检验。这说明,政策的扶持力度能够促进中医院的中医医疗服务效率。

在影响医院的外部微观因素也就是竞争因素中,我们可以看出 C02 医院卫生技术人员占区域内卫生技术人员数比例这个因素对三个效率值均有影响,而且均有统计学意义,并且回归系数为负值。这说明卫生技术人员所占的区域内卫生技术人员比例越大,效率越低,人员越多,医院的压力越大,越容易开展更能盈利的西医诊疗方式。

而在影响因素中的内部竞争因素里,可以看出,多数的指标对效率的影响不显著,仅有D02中药收入占药品收入的比例、D03 中药费的支出占药品支出的比例对综合效率和纯技术效率有影响,而且所有的指标对规模效率的影响均不显著。这说明医院内部的竞争因素并不是主要影响中医医疗服务效率的因素。换言之,西医开展得好,不代表中医医疗效率就一定会受到影响。

第十三章 县级中医院发展存在的问题 及政策建议

一、存在的问题

（一）医院内部因素

1. 中医院西化严重

全省初步建立了以县（市、区）级中医医院为龙头，乡镇卫生院、社区卫生服务中心中医科为主干，村卫生室、社区卫生服务站为依托的基层三级中医药服务网络，在疾病防治中发挥了独特的作用。据统计，2009 年县级中医医院总诊疗人次数为 1019 万人次，占全省公立中医医院总数的 65.88%。但是中医方面卫生人力所占比例不高，中医方面的卫生设备设施所占比重较小，中医药服务所占比重偏低和中医类别经费所占比例偏低，这些都充分说明县级中医院西化严重。

2. 县级中医院的效率总体不高

从对 101 家县级中医院的中医医疗服务分析可以看出，县级中医院目前的效率总体上不高。在投入一定的情况下，产出的目标值的差距较大，而如果产出一定的话，投入指标又有浪费。101 家县级中医院综合效率有效的县级中医院为 51 家，综合效率平均值为 50.50%。纯技术效率有效的县级医院为 55 家，纯技术效率有效比例为 54.46%。规模效率平均值为 96.40%，规模效率有效的医院为 52 家，规模效率有效比例为 46.53%。从投入和产出指标的投影分析可以看出，投入的指标均超过了目标值而产出的指标均未达到目标值,这就是说目前的中医院应该从质量上提高中医医疗服务,而不是追求规模的扩大和医疗设备的更新。

3.县级中医院存在规模经济问题

县级中医院效率最低的为中规模医院,也就是实际床位在151～200张床位的医院效率最低,然后随着床位的增加效率也明显上升,尤其是500张床位以上的县级中医院的效率均为有效。但是从规模报酬来看,绝大多数的医院处于规模报酬递减状态,大规模和中大规模床位的县级中医院均没有递增的状态。

4.县级中医院中卫生技术人员提供中医药的积极性不高

通过 DEA 分析发现,非总体有效决策单元在所有投入指标中均有不同程度的过剩与浪费。中医执业医师这个指标实际均值为30.55 而目标值仅为 29.12,过剩比例为 4.48,％,中医执业助理医师的过剩比例最大,为 42.7％。而 Tobit 的结果和 DEA 的结果一致,Tobit 回归发现所有的跟人力有关的指标,比如医院卫生技术人员占区域内卫生技术人数比例对中医医疗服务效率的影响均为负值,而且有统计学意义。在对专家的访谈中也发现很多中医药专家提出应该提高从业人员的积极性。由于中医从业人员工资收入低,有的中医不愿意采用中医诊疗手段。

(二)医院外部因素

1.经济发展状况越好的县级中医院中医医疗服务效率低

从 Tobit 回归可以看出,经济发展的指标对中医院中医医疗服务效率的影响多为负值。也就是说,经济发展越好的地区,中医院中医医疗服务效率越低。越是收入高的地区,人们越倾向于使用效果更快、价格更高的西医服务。在访谈中,有的医生也提到由于中医药服用不方便、疗效慢等缺点,群众喜欢服用起效快的西药。

2.增强中医药的扶持力度能够有效提高县级中医院的中医医疗服务效率

在 Tobit 回归中也发现,中医药扶持力度这个指标对中医院的医疗服务效率有影响而且为正值。这就说明,增强中医药的扶持能提高中医院的中医医疗服务效率。在访谈中,滨州市中医院谢院长指出:政府对中医药重视程度不够,认识不足,投入不够,重西轻中;国家对中医药投入低。中医院需要自负盈亏,但是中医药服务项目收费很低,例如针灸一个穴位5元,推拿一次20元,中医院必须走西医化的道路才能维持基本生存。邹平市中医院院长(管理人员)指出:第一,当地政府认识不足,重视不够,"口号多,落实少",对中医事业不重视。国家对中医药事业非常重视,但是落实到当地政府一级来说,没有给予中医药事业足够的重视。本市的中医医院仅仅为了满足需求而设立,对病房、设备、硬件等投入与西医院有较大差距,本市中医院床位不足300张,重西轻中的现象非常严重。第二,国家投入低,医院"自负盈亏"。医院为保证员工的工资,保证员工的基本生活必须盈利,因此中医院逐步"西化"。"以药养医",药品占收入的大部分,大型医疗设备的辅助检查等,都是西医院收入的重要部分。中医院设备不足,得不到患者的信任,因此西医院更受欢迎。

二、政策建议

(一)医院内部因素措施

首先,县级中医院应该做到"中西医并重"。"中西医并重"是我国的卫生工作方针,中医院更应该以此为原则,努力提高中医在重大疾病中的参与性,提高中医院的服务质量和临床疗效,扩大指标范围。加强中医方面的科研研究,充分发挥中医药技术优势与特长,形成中医院自己的核心竞争力。

其次,县级中医院应该加强中医医疗服务水平。从研究中可以看出,中医院所有投入和产出指标均未达到目标值,也就是说在现有的规模下,在现有的投入条件下,中医院并没有达到最佳的产出。在专家咨询中,也有很多中医科室负责人抱怨,中医院不重视中医科室,因为中医科室经济效益差。县级中医院慢慢向综合医院发展,县级中医院的药品消耗以西药为主。

再次,中医院应该注重自己的中医特色。目前,中医院中医药特色不浓、优势发挥不够、中医水平下降、临床治愈率低、诊断方法普遍西医化等问题十分突出,以至于中医院医疗市场占有率偏低,综合效益差。这些问题的出现,尽管原因很多,但更为重要的一点就是,中医院不能很好地坚持中医特色。

（二）医院外部因素措施

首先,国家应该加大对中医院的扶持力度。公立中医院是非营利性的医疗机构,是政府实行一定福利政策的公益事业的一部分,政府投入不足不利于公立中医院公益性的体现,也很难促进中医医疗服务的开展。政府投入不足必然会导致医院追求利益,而且不得不通过"以药养医"来维持生存。财政投入对中医医疗服务效率有显著的影响意义。

其次,国家应该从政策上扶持。除了财政投入外,更多的应该是政策上的扶持,比如使用中医医疗服务项目补偿,对中医院的中医生在经济、职称上给予倾向。同时,还应该对中医院的中医西化现象进行控制,中医院应该回归"中医"特色。制定科学的评价指标体系对中医院西化的现象进行控制。目前,县综合医院拥有的当地卫生资源优势是县中医院难以比拟的,绝大多数县级中医院与当地县综合医院不在一个发展级别上。中医院的改革比综合医院改革更加紧迫、更加重要。县级中医院存在的主要问题是:管理机制西医化与运营方式市场化、中医临床科室出现萎缩、中医药优势发挥受到严重制约。

中医院要在医改中找到一条"回家"的路,不仅仅在于中医院自己进行回归模式的改革,更在于国家医药管理部门要制定强制措施,要求与督促所有的中医院进行回归式的改革。政府在支持建设好一家县医院的同时,还应强调要重点扶持建设好一批中医药特色明显、优势突出、能发挥示范带头作用的中医院,并在基层医疗卫生服务体系建设项目中安排中央和地方专项资金给予大力支持。

第十四章　结束语

效率评价是卫生体系研究的重要内容,医疗服务效率是卫生体系效率评价的重要环节。若要提高医疗机构的效率,首先要解决的问题是如何客观、准确、有效地测量医院效率。目前,国外在医院效率评价方面已较成熟,方法上也相对完善,在我国,由于该研究工作开始较晚,效率评价方法在实际应用中尚存在许多问题。本部分就本书的效率评价所采用的方法所遇到的问题及具体的应对措施进行详细的阐述。

一、比率分析法在医院生产率分析中的必要性

前文的研究方法中指出,比率分析法是一种简单、直观的分析方法。但是由于其信息量有限,且具有很大的主观性,许多学者在分析时不再对其加以利用。然而,比率分析法的适用范围很广,且作为绝对指标,可以对不同类型的医疗机构的生产率进行横向比较,且测量质量高。本书的实证研究通过比率分析,不仅可以发现2006年以来山东省县级公立医院生产效率的基本变化情况,还可以发现中医院与综合性医院在生产率方面存在的显著差异。因此,比率分析法在效率研究中的存在十分必要,它对于医院生产效率结果的展示清晰直接,容易被卫生决策者及医院管理者理解和接受。

二、数据包络分析在测量医疗机构运营效率中的应用

近年来,有关医院运行效率的研究越来越多,其研究方法也层

出不穷。当前比较常用的分两大类：一类是参数方法，一类是非参数方法。本书实证研究中所采用的是数据包络分析方法，是一种典型的非参数方法。作为一种非参数估计方法，DEA 不用事先确定输入指标和输出指标的权重，避免了指标的权重设置问题，具有更强的客观性，且不需要预先估计参数，既避免了主观因素的影响，也降低了复杂运算过程带来的误差。DEA 评价模型特别适用于具有多个输入变量和输出变量的复杂系统，可对决策单元的规模有效性和技术有效性同时进行评价。

然而数据包络分析中也有一些问题需要解决，首先是评价单元的样本量及评价指标的选择问题。投入—产出指标数量和样本数量会严重影响 DEA 分析结果，因此，选择恰当的投入—产出指标是得出正确结论的前提。所选指标需要充分反映医院的信息且可获得性强，同时需具有较高的可靠性和可度量性。此外，评价指标总数要小于评价单元数量的一半。而本书在综合性医院的效率评价实证研究章节中的样本医院是 132 家综合性医院，因此，样本量完全满足本书利用到的模型和分析方法。

对于数据包络模型的选择，除了一般常用的标准 DEA 效率模型以外，实证研究也可以考虑到效率影响因素的分析需求，纳入超效率模型。超效率模型的纳入可以帮助研究者在做效率影响因素分析时不再受制于效率值的结尾问题，可以采用更准确的方法对医院效率的影响因素进行分析与探讨。

三、影响因素指标的筛选

本书在第二个实证研究中基于宏观环境分析方法，构建了影响因素指标体系，主要是为了全面地筛选出影响中医院中医医疗服务效率的内部因素和外部因素。指标体系以科学性、导向性、可行性和全面性为原则，通过文献复习和两轮专家咨询法建立包括 4 个一级指标、20 个二级指标的指标体系。主要是从外部环境因素中宏观的环境因素（包括政策环境、社会经济状况），微观的外部环境（包括竞争环境),还有医院内部的环境(主要是中医服务方面的指标)来进行分析。

由于影响评价事物的因素往往是众多而复杂的,如果仅从单一指标上对被评价事物进行评价不尽合理,因此往往需要将反映被评价事物的多项指标的信息加以汇集,得到一个综合指标,以此来从整体上反映被评价事物的整体情况。

多指标综合评价,是通过一定的数学模型将多个评价指标值合成为一个整体性的综合评价值。根据研究目的和各种综合评价方法的适用范围,本书采用层次分析法计算中医服务项目补偿评价指标体系的权重系数。

层次分析法由美国运筹学家 T. L. Saaty 于 20 世纪 70 年代提出,该方法的基本原理是根据问题的性质和要达到的总目标,将问题分解为不同的组成因素,并按照因素间的相互关联以及隶属关系将因素按不同层次聚集组合,形成一个多层次的分析模型,从而最终使问题归结为最低层(供决策的方案、措施等)相对于最高层(总目标)的相对重要权值的确定或相对优劣次序的排定,用于解决多目标、多准则、多层次的复杂系统问题。通过层次分析法确定权重系数可以看出,在一级指标中,以医院内部环境权重系数最高,政策环境其次,竞争环境再次,社会经济状况的权重系数最低。这说明,本书的分析框架关注内外部环境因素是科学合理的。

四、医院效率影响因素的模型构建

效率影响因素模型的构建,首先需要解决的问题是效率的影响因素指标体系的构建。本书中的实证研究在组织变革理论的基础上,将医院效率影响因素分为医院外部环境因素与医院内部环境因素。其中外部环境因素主要指医院经营环境的变化,比如国民经济的发展、政府政策的调整等,而内部环境因素更多的是考虑医院内部变化及自身成长要求,例如技术条件的变化、人员条件的变化、管理条件的变化以及自身成长要求,即实现组织可持续发展的要求。

这样可以从多角度、综合地反映医院效率的影响因素,并对这些因素的作用方向进行探讨与分析。因此,本书的实证研究对于效率影响因素指标的选取具有全面性和有效性。

此外,效率影响因素评价模型的另一个重要问题是评价模型的选择。由于影响因素的评价研究是建立在医院效率评价基础上的,本书实证研究中效率值的获取主要通过数据包络分析。其中标准DEA模型获得的效率值作为自变量时,其取值范围为(0,1],属于截断数据,此时选择专门用于处理截断数据的 Tobit 回归模型。但是该模型主要基于随机效应,而本书中假设研究对象具有同质性,即样本医院的投入和医院产出的质量具有同质性。而固定效应模型可以将一些不随时间变化而变化的变量排斥在模型之外,对于结果的解释更为科学合理。因此,本书实证研究纳入面板数据的固定效应回归模型,其中自变量是由超效率 DEA 模型获得的效率值。该效率值不存在结尾问题,因此,数据适用于构建固定效应模型。

通过两类型模型的对比分析,可以更为全面科学地分析医院效率的影响因素,而且有利于确定到底哪种模型更有利于发掘医院的影响因素。研究结果显示,固定效应模型在综合性医院效率影响因素的挖掘上有优势,而 Tobit 回归模型则更适用于中医院。

五、Malmquist 全要素生产率指数在医疗机构运营效率中的应用

前面介绍的 DEA 模型及应用是基于技术效率的概念,是针对某一时间的生产技术而言的,但是生产一般是一个长期的连续的过程,在这一过程中,生产技术本身是在发生变化的(通常技术是不断进步的)。

当被评价的决策单元的数据包含多个时间点观测值的面板数据时,就可以对生产率的变动情况、技术效率和技术进步各自对生产率变动所起的作用进行分析,这就是常用的 Malmquist 生产效率指数分析。本书第一个实证研究中所使用的样本数据为 2006～2012 年山东省县级公立医院的相关数据,为面板数据,因此可用于进行医院生产效率变动的分析。

此外,本书实证研究中的样本信息缺乏价格变量,而 Malmquist 指数具有不需要投入和产出要素的价格变量、不必实现假设研究主体的行为模式,因此该方法可有效评价医院生产率跨年度变化情况,并能进一步细分全要素生产率变化的原因。

六、医院全要素生产率收敛性检验分析方法的可行性

新古典经济增长理论认为,在封闭的经济条件下,落后经济体的经济增长率比发达经济体高,落后经济体实现对发达经济体的追赶,各经济体间差异逐步缩小并最后消失就是经济收敛。而内生增长理论则认为经济的增长是发散的,理由是技术进步是经济增长的源泉,由于知识的溢出、专业分化工等内生积累手段实现要素的边际报酬是不变或递增的,那么通过内生积累的作用,最初拥有较多资本的地区其增长速度将更快,地区差距也由此产生,但是如果地区间存在要素流动,地区收敛也有可能发生。而医院作为经济实体,其持续经营的前提是生存和发展。从经济学的角度讲,医院追求的目标是产值,其中包括经济效益也包括社会效益。医院的经济性是医院效率经济学分析的理论基础,使得医院全要素生产率的收敛分析具备理论支持。本书实证研究主要采用三种收敛检验方法对山东省县级公立医院的全要素生产率收敛性进行检验。分别是 σ 收敛、绝对 β 收敛和条件 β 收敛,其中在进行条件 β 收敛分析时,并没有采用 Barro 等提出的函数进行检验,这是因为在人为选择控制变量时,通常没有一定的参考标准,带有很强的主观性,并且比较容易遗漏某些重要的控制变量。为了避免这种现象的产生,本书采用 Miller 和 Upadhyay 提出的面板数据固定效应模型进行分析。运用该模型进行 β 收敛检验具有以下优点:避免了人为选择控制变量的主观性,同时能够避免重要控制变量的遗漏问题,能够更客观地反映实际问题;降低了人为选择多个控制变量而导致的多重共线性的问题;一定程度上可以对不同地区在自然条件、气候和资本等方面

的差异进行控制,同时不仅考虑了个体之间因为自身条件的不同而具有不同的稳态值,而且考虑了个体的稳态值随时间的变化而发生的相应变化;由于反映个体差异的某些数据不易观测,因此有些控制变量不能够获取,这种方法克服了数据不能获得的问题;与随机效应模型相比较,固定效应模型可以容忍随机误差与控制变量之间存在相关关系。

　　关于效率的评价方法有很多,本书结合实证研究展示了在当前医疗效率评价领域里使用较为广泛的 DEA 等方法,为广大读者从事相关的效率评价研究提供理论指导和方法学的借鉴。

主要参考文献

[1]Eggleston K，Ling L，Qingyue M，et al. Health Service Delivery in China：A Literature Review[J]. Health Economics，2008，17(2):149-165.

[2]国家卫生和计划生育委员会统计信息中心. 2013 中国卫生统计年鉴［EB/OL］. http：//www. nhfpc. gov. cn/htmlfiles/zwgkzt/ptjnj/year2013/index2013. html，2013.

[3]Yip W，Hsiao W. China's health care reform：A tentative assessment[J]. China Economic Review，2009，20(4)：613-619.

[4]国务院发展研究中心课题组. 对中国医疗卫生体制改革的评价与建议(概要与重点)[EB/OL]. http：//edu. beel ink. com. cn/20050729/1896328. shtml. 2005-07-09.

[5]联合国开发计划署驻华代表处. 中国人类发展报告 2005：追求公平的人类发展[M]. 北京：中国对外翻译出版公司，2005.

[6]中华人民共和国中央人民政府. 中共中央国务院关于深化医药卫生体制改革的意见(中发〔2009〕6 号)[EB/OL]. http：//www. gov. cn/zwgk/2009-04/07/content_1279256. htm，2009.

[7]中华人民共和国中央人民政府. 国务院关于印发医药卫生体制改革近期重点实施方案(2009-2011 年)的通知(国发〔2009〕12号)[EB/OL]. http：//www. gov. cn/zwgk/2009-04/07/ content_127 9256. htm，2009.

[8]中华人民共和国中央人民政府. 国务院关于印发 2011 年公立

医院改革试点工作安排的通知(国办发〔2011〕10 号)〔EB/OL〕. ht-tp：//www. gov. cn/zwgk/2011-03/07/content_1818279. htm，2011.

[9]中华人民共和国中央人民政府. 关于县级公立医院综合改革试点意见(国办发〔2012〕33 号)〔EB/OL〕. http：//www. gov. cn/zwgk/2012-06/14/content_2161153. htm，2012.

[10]中华人民共和国国务院办公厅. 深化医药卫生体制改革 2013 年主要工作安排〔EB/OL〕. http：//www. gov. cn/zwgk/2013-07/24/content_2454676. htm，2013.

[11]王健. 关于县级公立医院改革的思考〔J〕. 江苏卫生事业管理，2012,23(3)：11-12.

[12]方鹏骞、闵锐、邹晓旭. 我国县级公立医院改革关键问题与路径选择〔J〕. 中国医院管理，2014，34(1)：4-8.

[13]霍海英、吴维民. 基于 DEA 的广西 26 家县级医院相对效率评价〔J〕. 中国卫生事业管理，2012，(11)：834-836.

[14]李湘君、王中华. 基于 SFA 的江苏省中医医院效率及其影响因素分析〔J〕. 中国卫生统计，2014，31(1)：118-120.

[15]徐雨晨、王润华、付广建. 基于数据包络分析的县级公立医院运行效率评价〔J〕. 重庆医学，2013,42 (32)：3939-3942.

[16]郭晓日. 我国公立医院效率及其影响因素研究〔D〕. 济南：山东大学，2012.

[17]刘金伟. 城乡卫生资源配置的"倒三角"模式及其成因〔J〕. 调研世界，2006,(3)：22-24，28.

[18]刘洋希. 基于数据包络分析的成都市县级公立医院效率评价〔J〕. 知识经济,2013，(20)：33-34.

[19]王丽君、尹爱田. 山东省县级中医院中医医疗服务效率评价〔J〕. 中国卫生经济，2013，32(5)：81-83.

[20]卫生部统计信息中心. 2008 中国卫生服务调查研究-第四次家庭健康询问调查分析报告〔M〕. 北京：中国协和医科大学出版社,2009.

[21]赵帅. 海南省县级医院经济运行分析[J]. 中国卫生经济，2013，32（11）：73-75.

[22]剑谭、向前. 我国公立医院收支构成及盈余分析[J]. 中国卫生经济，2014,33(4)：78-79.

[23]蒋岩、刘国祥. 基本药物制度对县级医疗机构经济运营的影响研究[J]. 中国卫生经济，2013. 32(8)：60-62.

[24]曾丽蓉、冯启明、尤剑鹏等. 2010 年广西县级公立综合医院经济运行状况的调查[J]. 广西医学，2013,35(09)：1241-1243.

[25]吴姝德、方鹏骞、刘向莉. 湖北省县级公立医院改革试点医院经济运行状况分析[J]. 中国卫生经济，2012,31（9）：75-77.

[26]杨晓玄. 医疗服务的经济学特性与改革路径选择[J]. 商业时代，2013，（23）：106-107.

[27]梁万年. 卫生事业管理学［M］. 北京：人民卫生出版社，2007.

[28]Almer S，Torgerson D J. Economics Notes：Definitions of Efficiency[J]. British Medical Journal，1999，318(7191)：1136.

[29]Farrell M J. The Measurement of Productive Efficiency [J]. Journal of the Royal Statistical Society. Series A （General），1957，120(3)：253-290.

[30]舍曼、富兰德、艾伦. 卫生经济学(第三版)中译本 ［M］.北京：中国人民大学出版社，2004.

[31] Sengupta J K. Stochastic Efficiency Measurement：A New Approach［J］. Applied Economics Letters，1997，4（2）：125-128.

[32]王蕾梦、卞鹰. 卫生服务中的效率评价[J]. 中国卫生事业管理，2006. 22(7)：438-440.

[33]亚当·斯密. 国民财富的性质和原因研究[M]. 北京：商务印书馆，1974.

[34]庇古. 福利经济学[M]. 北京：中华书局，1991.

[35]保罗·萨缪尔森、威廉·诺德豪斯. 经济学(第 18 版)[M]. 北京:人民邮电出版社,2008.

[36]Solow R M. Technical Change and The Aggregate Production Function[J]. The Review of Economics and Statistics, 1957, 39(3): 312-320.

[37]Swan T W. Economic Growth and Capital Accumulation [J]. Economic Record, 1956, 32(2): 334-361.

[38]ISlam N. Productivity Dynamics in A Large Sample of Countries: A Panel Study[J]. Review of Income and Wealth, 2003,49(2): 247-272.

[39]Hanpachern C, Morgan G A, Griego O V. An Extension of the Theory of Margin: A Framework for Assessing Readiness for Change[J]. Human Resource Development Quarterly, 1998,9 (4): 339-350.

[40]Webber R A, Morgan M A, Browne P C. Management (Third Edition): Basic Elements of Managing Organizations[M]. Homewood, Illinois: Richard D Irwin Inc, 1985.

[41]Beer M, Nohria N. Cracking the Code of Change[J]. Harvard Business Reiew, 2000: 88.

[42]Nadler D A, Shaw R B, Walton A E. Discontinuous Change: Leading Organizational Transformation[M]. SanFrancisco CA: Jossey-Bass, 1995.

[43]Robbins S P, Judge T A. Organizational Behavior 15th Edition[M]. Upper Saddle River N J: Prentice Hall, 2012.

[44]Szilagyi A D, Wallace M J. Organizational Behavior and Performance[M]. Santa Monica CA: Goodyear Publishing Company, 1980.

[45]Mowday R T, Porter L W, Steers R M. Employee-organization Linkages: The Psychology of Commitment, Absenteeism, and Turnover

[M]. New York: Academic Press ,1982.

[46]Moss Kanter R, Stein B A, Jick T D. The Challenge of Organizational Change: How Companies Experience It and Leaders Guide It[M]. New York:Free Press, 1992.

[47]Aigner D, Lovell C A, Schmidt P. Formulation and Estimation of Stochastic Frontier Production Function Models[J]. Journal of Econometrics, 1977, 6(1): 21-37.

[48]Meeusen W, Van Den Broeck J. Efficiency Estimation from Cobb-Douglas Production Functions with Composed Error [J]. International Economic Review, 1977,18(8): 435-444.

[49]Kumbhakar S C, Lovell C K. Stochastic Frontier Analysis[M]. Cambridge: Cambridge University Press, 2003.

[50]Mcguire A. The Measurement of Hospital Efficiency[J]. Social Science & Medicine, 1987, 24(9): 719-724.

[51]Zuckerman S, Hadley J, Iezzoni L. Measuring Hospital Efficiency with Frontier Cost Functions[J]. Journal of Health Economics, 1994,13(3): 255-280.

[52]Linna M. Measuring Hospital Cost Efficiency with Panel Data Models[J]. Health Economics, 1998, 7(5): 415-427.

[53]Chirikos T N. Further Evidence That Hospital Production is Inefficient[J]. Inquiry, 1998, 35(4):408-416.

[54]Rosko M D, Chilingerian J A. Estimating Hospital Inefficiency: Does Case Mix Matter? [J]. Journal of Medical Systems, 1999, 23(1): 57-71.

[55]Bryce C L, Engberg J B, Wholey D R. Comparing the Agreement Among Alternative Models in Evaluating HMO Efficiency[J]. Health Services Research, 2000, 35(2): 509.

[56]Rosko M. D. Performance of US Teaching Hospitals: A Panel Analysis of Cost Inefficiency[J]. Health Care Management

Science，2004，7(1)：7-16.

[57]张鹭鹭、张罗漫、李静等. 军队医院医疗服务技术效率测量研究[J]. 解放军医院管理杂志，1999，6(6)：440-442.

[58]吴明、李曼春、侯建林等. 随机前沿成本函数方法在医院经济效率评价中的应用[J]. 中华医院管理杂志，2000，16(8)：58-60.

[59]王伟成、曾武、邴媛媛. 随机前沿成本模型在中医院技术效率评价中的应用[J]. 中华医院管理杂志，2005，21 (5)：333-336.

[60]刘妍. 我国城市医院经营效率影响因素分析——基于省际面板数据的随机前沿分析[J]. 新疆财经，2010，(2)：65-70，74.

[61]Rosko M D. Measuring Technical Efficiency in Health Care Organizations[J]. Journal of Medical Systems，1990，14(5)：307-322.

[62]Alvarez-Ossorio Garcia De Soria MR，Figueroa Murilloe，Cordoba Dona JA，et al. Data Envelopment Analysis：Its Use to Assess Efficiency of Hospital Preventive Medicine Services of Andalusia[J]. Revista de Sanidad e Higiene Publica，1993，67(6)：455-464.

[63]Ozcan Y A，Mccue M J，Okasha A A. Measuring the Technical Efficiency of Psychiatric Hospitals[J]. Journal of Medical Systems，1996，20(3)：141-150.

[64]Burgess J F，Wilsow P W. Hospital Ownership and Technical Inefficiency[J]. Management Science，1996，42 (1)：110-123.

[65]Grosskopf S，Mmrgaritis D，Valdmanis V. Competitive Effects on Teaching Hospitals[J]. European Journal of Operational Research，2004，154(2)：515-525.

[66]Harrison J P，Coppola M N，Wakeeield M. Efficiency of Federal Hospitals in the United States[J]. Journal of Medical Systems，2004，28(5)：411-422.

[67]Harrison J P, Ogniewski R. J. An Efficiency Analysis of Veterans Health Administration hospitals[J]. Military Medicine, 2005,170(7): 607-611.

[68]Harrison J P, Sexton C. The Improving Efficiency Frontier of Religious Not-for-profit Hospitals[J]. Hospital Topics, 2006, 84(1): 2-10.

[69]Clement J P, Valdmanis V G, Bazzoli G J, et al. Is More Better? An Analysis of Hospital Outcomes and Efficiency with A DEA Model of Output Congestion[J]. Health Care Management Science, 2008, 11(1): 67-77.

[70]Sikka V, Luke R D, Ozcan Y A. The Efficiency of Hospital-based Clusters: Evaluating System Performance Using Data Envelopment Analysis [J]. Health Care Management Review, 2009,34(3): 251-261.

[71]Fernandez J. Comparison of the Technical Efficiency of Tax-Supported and Nonprofit Florida Hospitals Using Data Envelopment Analysis[D]. Minneapolis MN: Walden University, 2012.

[72]Amico P R, Chilingerian J A, Hasselt M. Community Health Center Efficiency: The Role of Grant Revenues in Health Center Efficiency[J]. Health Services Research, 2014, 49(2): 666-682.

[73]Magnussen J. Efficiency Measurement and The Operationalization of Hospital Production[J]. Health Services Research, 1996, 31(1): 21-37.

[74]Mccallion G, Mckillop D G, Glass J C. et al. Rationalizing Northern Ireland Hospital Services Towards Larger Providers: Best-practice Efficiency Studies and Current Policy[J]. Public Money & Management, 1999, 19(2): 27-32.

[75] Helmig B, Lapsley I. On the Efficiency of Public,

Welfare and Private Hospitals in Germany Over Time: A Sectoral Data Envelopment Analysis Study[J]. Health Services Management Research, 2001, 14(4):. 263-274.

[76]Ventura J, Gonzalez E, Carcaba A. Efficiency and Program-Contract Bargaining in Spanish Public Hospitals[J]. Annals of Public and Cooperative Economics, 2004, 75(4): 549-573.

[77]Papathanassopoulos F, Kounetas K. How Efficient are Greek Hospitals?: A Case Study Using A Double Bootstrap DEA Approach[J]. The European Journal of Health Economics, 2013, 14(6): 979-994.

[78]Duckett S J. Hospital Payment Arrangements to Encourage Efficiency: The Case of Victoria, Australia[J]. Health Policy, 1995,34(2): 113-134.

[79]Ersoy K, Kavuncubasi S,Ozcan YA, et al. Technical Efficiencies of Turkish Hospitals: DEA Approach[J]. Journal of Medical Systems U6 , 1997, 21(2): 67-74.

[80]Cetin A T, Aksu M. Technology Investments, Performance and the Effects of Size and Region in Turkish Hospitals[J]. The Service Industries Journal, 2012, 32(5): 747-771.

[81]Chowdhury H, Zelenyuk V, Laporte A, et al. Analysis of Productivity, Efficiency and Technological Changes in Hospital Services in Ontario: How Does Case-mix Matter? [J]. International Journal of Production Economics, 2014, 150: 74-82.

[82]庄宁. 数据包络分析在国外医院效率评价中的应用[J]. 国外医学(医院管理分册), 2001, (3):101-105.

[83]王涵、马燕、李斌等. 数据包络分析在哈尔滨市三级医院效率评价中的应用[J]. 中国医院统计, 2006,13 (4):289-292.

[84]崔洋海、何钦成. 数据包络分析方法在大型综合医院相对效率评价中的应用[J]. 中国卫生统计, 2008, 5(1): 18-21.

[85]庞慧敏. 基于数据包络分析的 22 所大型综合医院效率研究[D]. 北京:北京协和医学院，2010.

[86]李艳妮. 山东省县级医院发展现状研究及效率评价[D]. 青岛:青岛大学,2013.

[87]李成. 基于数据包络分析法的乡镇卫生院效率研究[D]. 济南:山东大学,2013.

[88]JACOBS R. Alternative Methods to Examine Hospital Efficiency: Data Envelopment Analysis and Stochastic Frontier Analysis[J]. Health Care Management Science, 2001, 4 (2): 103-115.

[89]陶春海. 中国医疗服务生产效率评价研究[D]. 南昌:江西财经大学,2010.

[90]Malmquist S. Index Numbers and Indifference Surfaces [J]. Trabajos de Estadistica y de Investigacion Operativa, 1953, 4 (2): 209-242.

[91]Caves D W, Christensen L R, Diewert W E. The Economic Theory of Index Numbers and the Measurement of Input, Output, and Productivity[J]. Econometrica: Journal of the Econometric Society, 1982, 50(6): 1393-1414.

[92]Charnes A, Cooper W W, Rhodes E. Measuring the Efficiency of Decision Making Units[J]. European Journal of Operational Research, 1978, 2(6): 429-444.

[93]陈小玲、刘英、王小万等. 湖南省 2000～2008 年乡镇卫生院基于 DEA-Malmquist 指数模型的动态效率分析[J]. 中国循证医学杂志, 2012, 12(5): 532-535.

[94]刘元凤、丁晔、娄继权等. 基于 DEA-Malmquist 指数的浦东社区卫生服务效率分析[J]. 中国卫生资源, 2013, 16 (6): 421-423.

[95]庞慧敏、王小万. 基于 DEA 的 Malmquist 指数的我国大型

综合医院跨期效率研究[J]. 中国医院管理，2010,30（3）：35-37.

[96]刘英. 基于 Malmquist 指数模型的 281 所乡镇卫生院效率分析[D]. 北京：北京协和医学院,2011.

[97]Gannon B. Total Factor Productivity Growth of Hospitals in Ireland：A Nonparametric Approach[J]. Applied Economics Letters，2007，15(2)：131-135.

[98]Sommersguter-Reichmann M. The Impact of the Austrian Hospital Financing Reform on Hospital Productivity：Empirical Evidence on Efficiency and Technology Changes Using A Non-parametric Input-based Malmquist Approach[J]. Health Care Management Science，2000，3(4)：309-321.

[99]Zere E，Mcintyre D，Addison T. Technical Efficiency and Productivity of Public Sector Hospitals in Three South African Provinces[J]. South African Journal of Economics，2001,69(2)：336-358.

[100]Ozcan Y A，Luke R D. A National Study of the Efficiency of Hospitals in Urban Markets[J]. Health Services Research，1993，27(6)：719-739.

[101]Barbetta G P，Turati G，Zago A M. Behavioral Differences Between Public and Private Not-for-profit Hospitals in the Italian National Health Service[J]. Health Economics，2007，16(1)：75-96.

[102]Chang H，Cheng M A，Das S. Hospital Ownership and Operating Efficiency：Evidence from Taiwan[J]. European Journal of Operational Research，2004，159(2)：513-527.

[103]Tiemann O，Schreyogg J. Changes in Hospital Efficiency After Privatization [J]. Health Care Management Science，2012，15(4)：310-326.

[104]卞鹰、Rehnberg C、孙强等. 不同性质医院服务效率差异

分析[J]. 中国卫生资源，2001，4(4)：147-149.

[105]江新华. 南昌市公立医院与民营医院运作效率和服务水平比较研究[D]. 南昌：南昌大学，2011.

[106]Watcharasriroj B, Tang J C S. The Effects of Size and Information Technology on Hospital Efficiency [J]. Journal of High Technology Management Research，2004，15(1)：1-16.

[107]Roh C Y, Moon M J, Jung C. Measuring Performance of Us Nonprofit Hospitals Do Size and Location Matter? [J]. Public Performance & Management Review，2010，34(1)：22-37.

[108]Linna M, Hakkinen U, Magnussen J. Comparing Hospital Cost Efficiency Between Norway and Finland[J]. Health Policy (Amsterdam, Netherlands)，2006，77(3)：268-278.

[109]唐娴、潘晓平、廖菁. 公立医院技术效率影响因素研究[J]. 中国卫生经济，2011，30(3)：56-57.

[110]付文娇. 综合医院中医医疗服务效率综合评价及影响因素分析[D]. 武汉：湖北中医药大学，2012.

[111]Grosskopf S, Margaritis D, Valdmanis V. Comparing Teaching and Non-teaching Hospitals：A Frontier Approach (Teaching vs. non-teaching hospitals) [J]. Health Care Management Science，2001，4(2)：83-90.

[112]李湘君、王中华. 基于等级差异的公立医院效率及其影响因素分析[J]. 统计与信息论坛，2013，28(6)：76-80.

[113]郑兰、文永思、廖菁等. 应用数据包络分析评价乡镇卫生院的经营效率[J]. 实用医院临床杂志，2013，10(5)：273-276.

[114]Nayar P, Ozcan Y A. Data Envelopment Analysis Comparison of Hospital Efficiency and Quality[J]. Journal of Medical Systems，2008，32(3)：193-199.

[115]庞瑞芝. 我国城市医院经营效率实证研究——基于 DEA 模型的两阶段分析[J]. 南开经济研究，2006，(4)：71-81.

［116］Athanassopoulos A，Gounaris C. Assessing the Technical and Allocative Efficiency of Hospital Operations in Greece and Its Resource Allocation Implications［J］. European Journal of Operational Research，2001，133(2)：416-431.

［117］StaaT M. Efficiency of Hospitals in Germany：A DEA-bootstrap Approach［J］. Applied Economics，2006，38（19）：2255-2263.

［118］Gruca T S，Nath D. The Technical Efficiency of Hospitals Under A Single Payer System：The Case of Ontario Community Hospitals［J］. Health Care Management Science，2001，4(2)：91-101.

［119］Ferrier G D，Rosko M D，Valdmanis V G. Analysis of Uncompensated Hospital Care Using A DEA Model of Output Congestion［J］. Health Care Management Science，2006，9(2)：181-188.

［120］孙强、郭晓日、孟庆跃等. 卫生部 57 家成本监测医院的 DEA 效率分析［J］. 中国卫生经济，2012，31(9)：72-74.

［121］王中华、李湘君、林振平. 基于超效率 DEA 的中国省际卫生服务效率分析［J］. 科技管理研究，2012，32(2)：61-63，70.

［122］汪唯、陈少贤、彭晓明等. 广东省公立医院效率分析与比较［J］. 中国医院管理，2008，28（2）：16-19.

［123］Bates L J，Mukherjee K，Santerre R. E. Market Structure and Technical Efficiency in The Hospital Services Industry：A DEA Approach［J］. Medical Care Research and Review，2006，63(4)：499-524.

［124］Chang H. Determinants of Hospital Efficiency：the Case of Central Government-owned Hospitals in Taiwan［J］. Omega，1998，26(2)：307-317.

［125］Puenpatom R A，Rosenman R. Efficiency of Thai

Provincial Public Hospitals During the Introduction of Universal Health Coverage Using Capitation[J]. Health Care Management Science, 2008, 11(4): 319-338.

[126]Aletras V, Kontodimopoulos N, Zagouldoudis A, et al. The Short-term Effect on Technical and Scale Efficiency of Establishing Regional Health Systems and General Management in Greek NHS Hospitals[J]. Health Policy, 2007, 83(2): 236-245.

[127]马桂峰、盛红旗、马安宁等. 新型农村合作医疗实施前后乡镇卫生院效率变化的研究[J]. 中国卫生经济, 2012, 31(04): 52-55.

[128]李湘君、王中华、林振平. 中国农村乡镇卫生院服务效率的实证分析——基于省际面板数据的 DEA-Tobit 估计[J]. 人口与发展, 2012, 18(2): 91-98, 105.

[129]张春海. 基于 DEA 模型的医院经营效率研究及影响因素分析——基于我国新型农村合作医疗保险省际面板数据的分析[J]. 保险职业学院学报, 2013, 27(3): 31-37.

[130]郑文、张建华. 我国医疗卫生体系技术效率影响因素研究：基于随机前沿距离函数模型[J]. 中国卫生经济, 2012, 31(12): 30-32.

[131]Chang L, Lan Y W. Has the National Health Insurance Scheme Improved Hospital Efficiency in Taiwan? Identifying Factors that Affects Its Efficiency[J]. African Journal of Business Management, 2010, 4(17): 3752-3760.

[132]Solow R M. A Contribution to the Theory of Economic Growth[J]. The Quarterly Journal of Economics, 1956, 70(1): 65-94.

[133]王兆华. 中国典型区域全要素能源效率变动走向及趋同性分析——以八大经济区域为例[J]. 北京理工大学学报(社会科学版), 2013, 15(5): 1-9, 22.

[134]王喜平、姜晔. 环境管制下我国全要素能源效率及收敛性分析[J]. 电力需求侧管理，2013,15（2）:4-10.

[135]刘瑛、夏厚俊. 湖北省农业全要素生产率及其收敛性分析[J]. 安徽农业科学，2014，42(16):5289-5291，5294.

[136]郝永录、王青. 山东农业全要素生产率增长的地区差异比较与收敛性检验[J]. 贵州农业科学，2014，42(4):235-239.

[137]赵磊. 中国旅游全要素生产率差异与收敛实证研究[J]. 旅游学刊，2013，28(11):12-23.

[138]Hitiris T，Nixon J. Convergence of Health Care Expenditure in the EU Countries[J]. Applied Economics Letters，2001，8(4)：223-228.

[139]Wang Z. The Convergence of Health Care Expenditure in the US States[J]. Health Economics，2009，18(1)：55-70.

[140]潘杰、刘国恩、李晨赵. 我国政府卫生支出地区差异收敛性研究[J]. 财政研究，2011，10：16-19.

[141]吴颖芳、吕水文、任娜等. 广东省地级市间政府卫生投入公平性变化趋势及影响因素研究[J]. 中国卫生经济，2011，30（10）：15-17.

[142]Andersen P，Petersen N C. A Procedure for Ranking Efficient Units in Data Envelopment Analysis [J]. Management Science，1993，39(10)：1261-1264.

[143]Fare R，Grosskopfs，Lindgren B，et al. Productivity Developments in Swedish Hospitals：A Malmquist Output Index Approach[M]. Data Envelopment Analysis：Theory，Methodology，and Applications，New York：Kluwer Academic Publishers，1994:253-272.

[144]郑兵云. 多指标面板数据的聚类分析及其应用[J]. 数理统计与管理，2008,27(2)：265-270.

[145]石义全、钱振华、成刚. 指标选择对医院效率评价的影

响——以 2010 年省级数据 DEA 模型为例[J]. 中国卫生政策研究，2012，5(3)：67-72.

[146]山东统计局. 2013 年山东统计年鉴[EB/OL]. http://www.stats-sd.gov.cn/tjnj/nj2013/indexch.htm，2013.

[147]王欣. 我国装备制造业全要素生产率测度[D]. 重庆：西南财经大学，2010.

[148]陈烈平、张猛、徐旭亮. 福建省实施国家基本药物制度前后药品价格与销量比较分析[J]. 中国卫生政策研究，2011，4(11)：7-12.

[149]郎颖. 基于 DEA 的医院规模收益判断方法与实例[J]. 中国卫生经济，2014，33(3)：80-82.

[150]雷海潮、周志南、谢学勤等. 基于数据包络分析的三级医院适宜规模研究[J]. 中国医院管理，2014，34(3)：11-14.

[151]简伟研、汤淑女、胡牧. 北京地区公立综合医院规模与住院服务产出关系的实证分析[J]. 北京大学学报(医学版)，2011，43(3)：403-406.

[152]United Nations. World Population Ageing 2013[EB/OL]. http://www.un.org/en/development/desa/population/publications/pdf/ageing/WorldPopulationAgeingReport2013.pdf，2013.

[153]马桂峰、王培承. 新医改背景下县级公立医院规模效率变化情况分析[J]. 中国公共卫生，2015，32(2)：208-210.

[154]吴树运. 医改背景下山东省县(市)级医院运行效率分析[D]. 济南：山东大学，2014.

[155]王前强、倪建. 区域卫生规划政策低效及其治理[J]. 中国卫生经济，2010，29(5)：52-54.

[156]敖检根、郝妮娜、杨晓玮等. 公立医院负债经营的风险规制[J]. 中国卫生经济，2012，31(1)：78-81.

[157]杨科、于洁琼、孙经杰等. 山东省医改前后县级综合医院资产负债情况分析[J]. 中国卫生经济，2014，33(7)：12-14.

［158］鲍勇、彭慧珍、徐秀. 上海市三级综合性中医医院和西医医院收支比较［J］. 中华医院管理杂志，201，27(1)：38-40.

［159］谭剑、向前. 我国公立医院收支构成及盈余分析［J］. 中国卫生经济，2014,33(4)：78-79.

图书在版编目(CIP)数据

县级公立医院医疗服务效率评价/武东霞等著.
—济南:山东大学出版社,2019.9
ISBN 978-7-5607-6439-9

Ⅰ.①县… Ⅱ.①武… Ⅲ.①县—医院—卫生服务—
评价—山东 Ⅳ.①R197.32

中国版本图书馆 CIP 数据核字(2019)第 225233 号

策划编辑:祝清亮
责任编辑:李 港
封面设计:张 荔

出版发行:山东大学出版社
　　　　　社　　址　山东省济南市山大南路 20 号
　　　　　邮　　编　250100
　　　　　电　　话　市场部(0531)88363008
经　　销:新华书店
印　　刷:山东和平商务有限公司
规　　格:880 毫米×1230 毫米　1/32
　　　　　7.5 印张　216 千字
版　　次:2019 年 9 月第 1 版
印　　次:2019 年 9 月第 1 次印刷
定　　价:28.00 元